I0783163

Secretos curativos a base de : 500 remedios naturales para cada dolencia

"Desbloquea el poder de las hierbas para aumentar la inmunidad, aliviar el dolor y restablecer el equilibrio de forma natural"

Escrito por

Fiona Smith

3

Contenido

Introducción

¿Por qué elegir remedios a base de plantas?

En el mundo actual, en el que los fármacos sintéticos suelen ser la primera respuesta a cualquier problema de salud, cada vez son más las personas que redescubren el profundo poder curativo de los remedios naturales. La fitoterapia ofrece un enfoque holístico de la salud, centrándose no sólo en el tratamiento de los síntomas, sino también en el apoyo a la capacidad inherente del cuerpo para curarse.

Las hierbas se han utilizado en todas las culturas y durante milenios por sus propiedades reconstituyentes. A diferencia de muchos productos farmacéuticos modernos, las hierbas suelen tener menos efectos secundarios, suelen ser más asequibles y están al alcance de la mayoría de la gente. Cuando se recurre a las hierbas, se está conectando con la sabiduría de la naturaleza, que ha sido refinada y perfeccionada a lo largo de los siglos. Elegir remedios a base de plantas no es sólo encontrar una alternativa natural, sino adoptar un estilo de vida que valore la salud, el equilibrio y el autocuidado.

El poder de las plantas: Breve historia de la fitoterapia

La fitoterapia ha sido la base de la atención sanitaria en culturas de todo el mundo. Desde la medicina tradicional china y el ayurveda hasta las prácticas curativas indígenas, los pueblos han confiado en las plantas para curar, nutrir y proteger. Las tradiciones herbolarias más antiguas de las que se tiene constancia se remontan a miles de años, e incluyen textos médicos egipcios, chinos y griegos, en los que se detallan las propiedades terapéuticas de plantas como el ajo, el aloe vera y el jengibre.

Incluso hoy en día, muchos fármacos se derivan de compuestos vegetales; la aspirina, por ejemplo, se inspiró en compuestos de la corteza del sauce. En la actualidad, los investigadores descubren continuamente nuevos compuestos vegetales con un notable potencial curativo. Este legado de la medicina basada en las plantas ofrece un tesoro de conocimientos, perfeccionado a lo largo de generaciones, y que sigue siendo relevante para tratar las dolencias de la vida moderna.

Comprender la curación holística: Mente, cuerpo y espíritu

La curación holística se basa en la comprensión de que nuestros cuerpos, mentes y espíritus están interconectados. La salud no es sólo la ausencia de enfermedad; es un estado equilibrado de bienestar que abarca aspectos físicos, mentales y emocionales. La fitoterapia apoya esta idea abordando simultáneamente múltiples niveles de salud.

Por ejemplo, hierbas como la lavanda pueden calmar el sistema nervioso, lo que no sólo alivia la ansiedad, sino que también puede mejorar el sueño y la digestión, dos áreas a menudo afectadas por el estrés. Los adaptógenos como la ashwagandha pueden ayudar al organismo a gestionar el estrés, favoreciendo la claridad mental y reforzando la resistencia física. Cuando se utilizan remedios a base de plantas, no sólo se combaten los síntomas, sino que se refuerzan los sistemas del organismo en su conjunto, ayudándolos a funcionar de forma armoniosa.

Este libro le anima a adoptar la fitoterapia como parte de un compromiso más amplio con la salud holística. A medida que explore, descubrirá que las hierbas pueden elevar el espíritu, fortalecer el cuerpo y proporcionar un camino hacia una vida más equilibrada.

Cómo utilizar este libro para obtener el máximo beneficio

Este libro ha sido concebido como una guía completa y fácil de usar sobre los remedios a base de plantas, estructurada de forma que resulte accesible tanto para los principiantes como para los más experimentados. He aquí una rápida hoja de ruta para sacarle el máximo partido:

1. **Empezar por lo básico:** La primera sección presenta conceptos básicos que le ayudarán a comprender cómo funcionan las hierbas y las distintas formas de prepararlas y utilizarlas. Tómate tu tiempo con esta parte, ya que sienta las bases para un conocimiento más profundo.

2. **Sumérgete en remedios específicos:** En los capítulos centrales encontrarás una amplia gama de remedios para dolencias comunes, organizados por problemas de salud. Esto facilita la búsqueda de un remedio para algo específico, como la digestión o el sueño, cuando lo necesites. Cada capítulo incluye recetas, instrucciones detalladas de preparación e información sobre seguridad, para que te sientas seguro al utilizar cada hierba.

3. **Experimenta y personaliza:** La fitoterapia es a la vez un arte y una ciencia. A medida que ganes confianza, experimenta con diferentes hierbas y preparados. Las recetas y los consejos fomentan la creatividad: prueba nuevas combinaciones, ajusta las dosis a medida que aprendas cómo responde tu cuerpo y descubre tus favoritos personales.

4. **Explora las aplicaciones avanzadas y la integración en el estilo de vida:** Las secciones finales incluyen prácticas avanzadas, como la creación de mezclas personalizadas y el aprendizaje sobre hierbas para la claridad mental y la resiliencia. También encontrarás consejos para incorporar las hierbas a tu rutina diaria, desde el uso de hierbas en la cocina hasta la creación de un pequeño jardín de hierbas. El objetivo de estos consejos es que la fitoterapia se convierta en una parte de tu estilo de vida.

La curación a base de plantas es un viaje, y este libro es su compañero de camino. Ábrase a la sabiduría de las plantas y adéntrese en un mundo de curación natural que ha ayudado a la humanidad durante siglos. Tanto si busca aliviar una dolencia como si simplemente desea aumentar su bienestar general, en las próximas páginas encontrará inspiración, consejos prácticos y métodos de eficacia probada.

Parte 1: Fundamentos de la fitoterapia

Capítulo 1

Lo esencial de la curación a base de plantas

¿Qué es la fitoterapia?

La fitoterapia es la práctica de utilizar plantas y extractos de plantas para mejorar la salud física, mental y emocional. Se trata de un enfoque holístico que consiste en aprovechar los compuestos naturales de hierbas, flores, raíces y hojas para restablecer el equilibrio y resolver problemas de salud. Mientras que la medicina moderna se centra a menudo en los compuestos aislados de los fármacos, la fitoterapia se basa en los efectos sinérgicos de los múltiples compuestos de una planta entera, que tienden a trabajar en armonía para potenciar los efectos terapéuticos y minimizar los efectos secundarios.

A diferencia de los medicamentos sintéticos, que pueden dirigirse a un único síntoma o sistema corporal, los remedios a base de plantas tienen como objetivo apoyar las funciones naturales del organismo, reforzando su capacidad para curarse a sí mismo. Por ejemplo, el té de manzanilla puede ayudar a relajar, digerir e incluso a combatir la inflamación.

La versatilidad de la fitoterapia, su base natural y su capacidad para apoyar los procesos naturales del organismo en lugar de anularlos la convierten en una opción atractiva para muchas personas que buscan opciones de salud holísticas.

Cómo actúan las hierbas en el organismo

Las plantas contienen una increíble variedad de compuestos activos que pueden influir en diferentes sistemas del organismo. Estos compuestos se agrupan en varias categorías principales, cada una con efectos distintos:

1. **Alcaloides:** A menudo presentes en las plantas medicinales, los alcaloides pueden ser potentes agentes. Algunos ejemplos son la morfina de las amapolas y la cafeína de los granos de café. En las hierbas, los alcaloides más suaves proporcionan una suave estimulación o relajación sin efectos secundarios drásticos.

2. **Flavonoides:** Conocidos por sus propiedades antioxidantes, los flavonoides ayudan a combatir los radicales libres en el organismo, reduciendo la inflamación y favoreciendo la salud celular. Abundan en hierbas como la manzanilla, la melisa y el espino blanco.

3. **Taninos:** Estos compuestos astringentes son útiles para tensar los tejidos, reducir las hemorragias y tratar las infecciones. Encontrarás taninos en hierbas como el hamamelis, la salvia y la hoja de zarzamora.

4. **Terpenos y terpenoides:** Estos compuestos aromáticos confieren a las hierbas su aroma característico y a menudo tienen efectos antiinflamatorios, antivirales o antibacterianos. Hierbas como la lavanda, el romero y la menta son ricas en terpenos.

5. **Glucósidos y saponinas:** Estos compuestos ayudan a estimular diferentes órganos o procesos, como la digestión, el metabolismo o la desintoxicación. El regaliz y el ginseng contienen saponinas beneficiosas que ayudan a reforzar la función inmunitaria y a regular la respuesta al estrés.

Cuando se utilizan plantas medicinales, estos compuestos activos interactúan con la bioquímica del organismo para favorecer la curación, aliviar las molestias o equilibrar las funciones corporales. A diferencia de los compuestos químicos aislados, la fitoterapia suele utilizar la planta entera, lo que permite múltiples efectos terapéuticos y una interacción más equilibrada con el organismo.

La ciencia de la curación basada en plantas

En los últimos años, la ciencia que apoya la curación basada en las plantas ha crecido significativamente, validando lo que muchos médicos tradicionales han sabido durante siglos. Los estudios modernos revelan que las propiedades curativas de las plantas van más allá del folclore y se basan en la bioquímica. He aquí algunos de los principios científicos que sustentan la fitoterapia:

1. **Sinergia de compuestos:** Las investigaciones demuestran que el poder terapéutico de las plantas suele proceder de la sinergia de múltiples compuestos. Por ejemplo, aunque la curcumina es el principal compuesto activo de la cúrcuma, los estudios sugieren que es más eficaz cuando se combina con otros curcuminoides presentes de forma natural en la planta. Esta sinergia mejora la biodisponibilidad y la eficacia.

2. **Biodisponibilidad y acción favorable para el organismo:** Muchos compuestos vegetales son naturalmente biodisponibles, lo que significa que son fáciles de absorber y utilizar por el organismo. Además, la estructura de los compuestos vegetales a menudo se asemeja mucho a la bioquímica del cuerpo humano, lo que permite una curación suave y respetuosa con el organismo sin sobrecargar el sistema.

3. **Los adaptógenos y el equilibrio corporal:** Ciertas hierbas, conocidas como adaptógenos, están reconocidas científicamente por su capacidad para ayudar al cuerpo a adaptarse al estrés. La ashwagandha, la rodiola y la albahaca santa son ejemplos de adaptógenos que ayudan a regular las hormonas del estrés, favorecen la claridad mental y mejoran la energía sin efectos secundarios estimulantes.

4. **Investigación clínica y eficacia:** Hierbas como el jengibre, el ajo y el ginkgo biloba han sido ampliamente estudiadas en ensayos clínicos, validando su uso para dolencias como las náuseas, la salud cardiaca y el apoyo cognitivo. A medida que los investigadores siguen estudiando los compuestos de origen vegetal, surgen más pruebas científicas que respaldan los beneficios de las hierbas para tratar enfermedades crónicas y promover el bienestar general.

5. **Salud preventiva:** A diferencia de muchos productos farmacéuticos, la fitoterapia hace hincapié en la atención preventiva. Muchas hierbas refuerzan las defensas inmunitarias del organismo, ayudan a desintoxicar y nutren los órganos vitales, creando una base de salud que puede ayudar a prevenir enfermedades. Los estudios han demostrado que el consumo regular de hierbas ricas en antioxidantes como

el romero, la cúrcuma y el té verde pueden proteger las células, reducir la inflamación y disminuir el riesgo de enfermedades crónicas.

Al comprender cómo interactúan las hierbas con el organismo y cómo sus compuestos naturales pueden contribuir a nuestra salud, adquirimos un mayor respeto por la curación basada en las plantas. A lo largo de este libro, aprenderá sobre hierbas específicas, sus usos y conocimientos basados en pruebas que unen la sabiduría tradicional con la ciencia moderna. Cada capítulo parte de esta base y le guía para incorporar la fitoterapia a su vida diaria y alcanzar un nuevo nivel de salud y bienestar.

Emprenda este viaje y descubra cómo la fitoterapia puede transformar su enfoque de la salud, ofreciendo soluciones arraigadas en la naturaleza y probadas por la ciencia.

Capítulo 2

Primeros pasos: Prepare su botiquín de hierbas curativas

Hierbas esenciales para el hogar

Para crear un botiquín completo de hierbas curativas hay que empezar por seleccionar hierbas versátiles y eficaces que aborden una amplia gama de problemas de salud comunes. He aquí una lista de hierbas esenciales que son fáciles de usar para principiantes, están ampliamente disponibles y son muy eficaces:

1. **Manzanilla** - Conocida por sus propiedades calmantes, la manzanilla ayuda a relajarse, conciliar el sueño y aliviar las molestias digestivas. Es segura para todas las edades y puede utilizarse en infusión, compresas o enjuagues cutáneos.

2. **Menta piperita** - Una hierba imprescindible para la salud digestiva, los dolores de cabeza y el alivio respiratorio. La menta se puede utilizar en infusión, como aceite esencial o en aplicaciones tópicas para aliviar los músculos y despejar los senos nasales.

3. **Jengibre** - Conocido por sus propiedades antiinflamatorias y calentadoras, el jengibre ayuda con las náuseas, el dolor muscular y la salud circulatoria. La raíz fresca de jengibre es versátil y puede utilizarse en infusiones, tinturas o como cataplasma tópica.

4. **Lavanda** - La lavanda, una hierba poderosa para la relajación y la salud de la piel, es beneficiosa en infusiones, aromaterapia y tratamientos tópicos. También tiene propiedades antisépticas y puede utilizarse en remedios caseros para la piel.

5. **Equinácea** - La equinácea, un refuerzo inmunitario natural, es esencial para los resfriados, la gripe y la prevención de infecciones. Se suele utilizar en infusiones, cápsulas o tinturas durante la temporada de resfriados y gripe.

6. **Cúrcuma** - Conocida por sus potentes efectos antiinflamatorios, la cúrcuma favorece la salud de las articulaciones, la digestión y la desintoxicación del hígado. Puede consumirse en alimentos, cápsulas o tintura para mejorar el bienestar.

7. **Caléndula** - Ideal para la cicatrización de la piel, la caléndula es suave pero eficaz para heridas, erupciones y pequeños cortes. Se puede preparar en cremas, aceites o tinturas y tiene propiedades antibacterianas y antiinflamatorias.

Cada una de estas hierbas ofrece una serie de beneficios para la salud, lo que las convierte en adiciones versátiles a cualquier botiquín casero de hierbas. A medida que ganes confianza, podrás ampliar tu colección con hierbas específicas para tus necesidades de salud personales.

Herramientas, tinturas y preparados

Para preparar y utilizar remedios a base de plantas, unas cuantas herramientas sencillas harán que su trabajo sea más eficiente y sus remedios más eficaces:

1. **Herramientas básicas:**

   o **Mortero y maja**: Para moler hierbas frescas en pastas o polvos.

   o **Molinillo de hierbas**: Útil para hierbas secas que necesitan ser molidas antes de su uso.

   o **Coladores o estopillas**: Para filtrar el material vegetal al preparar tés, tinturas o infusiones.

   o **Frascos o botellas de vidrio ámbar**: Imprescindibles para guardar tinturas, aceites y bálsamos; el vidrio ámbar protege las hierbas de la luz y las mantiene potentes durante más tiempo.

   o **Tarros Mason**: Prácticos para preparar tés, tinturas o infusiones.

   o **Cucharas medidoras y frascos cuentagotas**: Para dosificar con precisión tinturas y aceites esenciales.

2. **Tipos de preparados a base de plantas:**

   o **Tés e infusiones**: Fáciles de preparar y muy eficaces, los tés y las infusiones consisten en remojar las hierbas en agua caliente para extraer sus compuestos beneficiosos. Las infusiones son ideales para hierbas suaves (como hojas y flores), mientras que las decocciones funcionan mejor con materiales más duros, como raíces y cortezas.

- o **Tinturas**: Extractos a base de alcohol que concentran los compuestos activos de las hierbas, haciéndolas potentes y duraderas. Las tinturas son cómodas: unas gotas proporcionan una dosis concentrada.

- o **Aceites y bálsamos**: Los aceites con infusión de hierbas se utilizan para aplicaciones tópicas, mientras que los bálsamos añaden cera de abeja para hacer un bálsamo untable. Ambos son excelentes para problemas de la piel, músculos doloridos y heridas leves.

- o **Cataplasmas y compresas**: Para un alivio más inmediato, se aplican hierbas trituradas o molidas directamente sobre la piel y se cubren con un paño. Las cataplasmas son eficaces para contusiones, hinchazones e inflamaciones.

Comprender estos métodos de preparación le permitirá crear remedios personalizados adaptados a sus necesidades y preferencias de salud únicas.

Cómo obtener, cultivar y almacenar hierbas con seguridad

La calidad es esencial en la fitoterapia, ya que las hierbas deben conservar su potencia para obtener el máximo rendimiento.

eficacia. Aquí tienes una guía sobre cómo conseguir, cultivar y almacenar hierbas para tu botiquín:

1. **Obtención de hierbas:**

    - o **Proveedores reputados**: Elija proveedores ecológicos certificados que ofrezcan hierbas de origen sostenible. Busca etiquetas como "orgánico" o "silvestre" para asegurarte de que obtienes productos de alta calidad.

    - o **Mercados agrícolas y tiendas naturistas**: Los mercados locales y las tiendas naturistas suelen tener hierbas aromáticas frescas y ecológicas. Esta es una buena opción para las hierbas que quieras comprar frescas.

    - o **Minoristas de hierbas en línea**: Hay tiendas de hierbas online de buena reputación especializadas en hierbas de alta calidad y recolectadas de forma sostenible. Asegúrate de que sus normas de abastecimiento y calidad sean transparentes.

2. **Cultive sus propias hierbas:**

    - o **Empieza con hierbas resistentes y de bajo mantenimiento**: Hierbas aromáticas como la menta, el romero, el tomillo y la albahaca son fáciles de cultivar y funcionan bien en macetas. Crecen bien tanto en interior como en exterior, por lo que son ideales para empezar.

- o **Crea un huerto de hierbas aromáticas**: Si tienes espacio al aire libre, un huerto de hierbas aromáticas puede ser una buena manera de disponer de hierbas frescas y ecológicas durante todo el año. Selecciona hierbas adecuadas para tu clima y considera la posibilidad de rotarlas para garantizar la salud del suelo.

- o **Coseche con cuidado**: Al cosechar, coge sólo lo que necesites, dejando suficiente material vegetal para que vuelva a crecer. Las cosechas matutinas conservan la mayor parte de los aceites esenciales, sobre todo en hierbas con flores como la lavanda o la manzanilla.

3. **Almacenamiento de hierbas para la longevidad y la potencia:**

- o **Secado de hierbas**: Para conservar las hierbas a largo plazo, es esencial secarlas. Cuelga pequeños manojos de hierbas boca abajo en un espacio oscuro y seco con buena circulación de aire. Una vez completamente secas, desmenúzalas en tarros.

- o **Utilice recipientes herméticos**: Las hierbas secas deben guardarse en recipientes herméticos, idealmente en tarros de cristal oscuro para evitar la exposición a la luz y la humedad.

- o **Etiquete y feche sus hierbas**: Para mantener un registro de la potencia, etiquete cada recipiente con el nombre de la hierba y la fecha de almacenamiento. La mayoría de las hierbas secas conservan su eficacia entre 6 y 12 meses si se almacenan adecuadamente.

- o **Mantener lejos del calor y la luz**: Guarde las hierbas en un lugar fresco y oscuro para preservar sus propiedades curativas. Evitar la exposición directa a la luz solar y la humedad elevada ayudará a evitar que las hierbas pierdan potencia.

Si te haces con un botiquín bien surtido y aprendes los principios básicos de las preparaciones a base de plantas, estarás sentando las bases para adentrarte con éxito en la medicina natural. A medida que continúes explorando, recuerda que la creación y el uso de remedios a base de plantas es un proceso evolutivo. Disfruta de la satisfacción de elaborar tus propios remedios, descubrir el poder curativo de las plantas y desarrollar tu enfoque personalizado del bienestar holístico.

Capítulo 3

Preparaciones básicas a base de plantas

Tipos de preparados a base de plantas (infusiones, tinturas, bálsamos, etc.)

Los distintos tipos de preparados herbales permiten aprovechar los beneficios curativos de las hierbas de una forma que se adapta tanto a su estilo de vida como a sus necesidades de salud específicas. Cada método de preparación tiene sus propias ventajas, lo que hace que ciertas hierbas sean más eficaces dependiendo de cómo se utilicen.

He aquí un resumen de los tipos más comunes de preparados a base de plantas:

1. **Tés e infusiones**

    o   **Las infusiones** consisten en remojar hierbas suaves, como hojas y flores, en agua caliente durante unos 10-15 minutos para extraer sus compuestos terapéuticos. Entre las hierbas más comunes para infusiones se encuentran la manzanilla, la melisa y la menta piperita.

    o   **Las decocciones** se utilizan para las partes más duras de la planta, como las raíces, la corteza y las semillas, que necesitan un tiempo de cocción más largo (20-40 minutos) para liberar sus propiedades medicinales. Algunos ejemplos son la raíz de jengibre, la raíz de bardana y la corteza de canela.

    o   **Modo de empleo**: Los tés son fáciles de incorporar a la rutina diaria y resultan especialmente eficaces para problemas leves, como la digestión, la relajación y la hidratación.

2. **Tinturas**

    o   **Qué son**: Las tinturas son extractos líquidos concentrados que se elaboran macerando las hierbas en alcohol (o a veces en glicerina o vinagre para una versión sin alcohol) durante varias semanas. Este proceso extrae los compuestos activos de las hierbas y los conserva para su uso a largo plazo.

22

- o **Beneficios**: Las tinturas son potentes, de acción rápida y sólo requieren una pequeña dosis, a menudo unas pocas gotas. Son especialmente útiles para el apoyo inmunológico, el alivio del estrés y otras necesidades que se benefician de una dosificación constante.

- o **Modo de empleo**: Las tinturas se toman por vía oral, bien directamente bajo la lengua para una rápida absorción, bien diluidas en agua.

3. **Aceites y bálsamos a base de plantas**

- o **Aceites de hierbas**: Los aceites de infusión se elaboran remojando hierbas en un aceite portador (como aceite de oliva o de coco) para absorber sus propiedades terapéuticas. Estos aceites se suelen utilizar para masajes, tratamientos cutáneos y como base para la elaboración de ungüentos.

- o **Bálsamos**: Añadiendo cera de abeja a los aceites de hierbas se crea un bálsamo más espeso, que puede aplicarse sobre la piel para aliviar erupciones, heridas e inflamaciones. La caléndula, la lavanda y el árnica son hierbas populares para bálsamos.

- o **Modo de empleo**: Los aceites y bálsamos se aplican tópicamente, por lo que son ideales para dolores musculares, cicatrización de la piel y picaduras de insectos.

4. **Cataplasmas y compresas**

- o **Cataplasmas**: Son pastas de hierbas suaves que se elaboran machacando hierbas frescas o secas y aplicándolas directamente sobre la piel. Son especialmente eficaces para hinchazones, hematomas y dolores localizados.

- o **Compresas**: Las compresas, que se hacen empapando un paño en una infusión o decocción de hierbas, se aplican sobre la piel para aliviar inflamaciones, calmar dolores y aliviar afecciones cutáneas.

- o **Modo de empleo**: Ambos métodos se aplican sobre la piel y son eficaces para problemas externos localizados, como esguinces, heridas o músculos doloridos.

5. **Cápsulas y polvos**

- o Para las hierbas con un sabor fuerte o para las personas que prefieren no utilizar tinturas a base de alcohol, las hierbas en polvo pueden encapsularse para una dosificación fácil y medida. Algunos ejemplos habituales son la cúrcuma, el ajo y la ashwagandha.

o **Modo de empleo**: Las cápsulas se ingieren con agua, lo que las hace cómodas para la suplementación diaria.

Pautas posológicas y precauciones de seguridad

Cuando se utilizan hierbas medicinales, es esencial conocer la dosis adecuada y las pautas de seguridad. A diferencia de los fármacos, que están estandarizados, la potencia y los efectos de las hierbas varían en función de la especie, las condiciones de cultivo y los métodos de preparación. He aquí algunas pautas generales para un uso seguro de las hierbas:

1. **Pautas posológicas**

   o **Tés e infusiones**: En general, 1-2 tazas al día son seguras para la mayoría de las hierbas, con algunas hierbas más fuertes limitadas a 1 taza.

   o **Tinturas**: La dosis estándar para tinturas es de unas 15-30 gotas, tomadas 2-3 veces al día, dependiendo de la potencia de la hierba. Empieza siempre con la dosis efectiva más baja y ajústala en función de tu respuesta personal.

   o **Cápsulas**: Siga las recomendaciones de dosificación del fabricante, normalmente 1-2 cápsulas al día, dependiendo de la hierba y la razón de su uso.

   o **Tópicos**: Para los aceites, ungüentos y cataplasmas, no hay una dosis estricta, pero siempre probar primero una pequeña cantidad sobre la piel para comprobar si hay reacciones.

2. **Precauciones de seguridad**

   o **Empieza poco a poco**: introduce una hierba cada vez, sobre todo si eres nuevo en el mundo de las hierbas.

   remedios. Esto le permitirá controlar cualquier efecto secundario o reacción alérgica.

   o **Conozca los efectos de la hierba**: Algunas hierbas, como la valeriana, pueden causar somnolencia, mientras que otras, como el ginseng, pueden ser estimulantes. Conocer las acciones específicas de cada hierba te ayudará a evitar efectos no deseados.

   o **Embarazo, lactancia y niños**: Consulte a un profesional sanitario antes de utilizar hierbas durante el embarazo, la lactancia o en niños pequeños. Algunas hierbas, como menta o salvia, pueden ser seguros para los adultos, pero no para los niños pequeños ni durante el embarazo.

- o **Interacciones con medicamentos**: Si estás tomando medicamentos recetados, habla con tu médico antes de introducir remedios herbales, ya que algunas hierbas pueden interactuar con los productos farmacéuticos (por ejemplo, la hierba de San Juan con los antidepresivos).

Guía paso a paso para preparar remedios caseros a base de plantas

Recorramos los pasos para preparar en casa algunos remedios herbales comunes, utilizando ingredientes y técnicas sencillas.

1. **Preparación de la tisana (infusión)**

   - o **Ingredientes**: 1-2 cucharaditas de hierbas secas (o 1-2 cucharadas de hierbas frescas), 1 taza de agua hirviendo.

   - o **Instrucciones**: Poner las hierbas en una taza o tetera, verter agua hirviendo, tapar y dejar reposar durante 10-15 minutos. Colar antes de beber.

   - o **Conservación**: Las infusiones se disfrutan mejor frescas. Si necesita conservarlas, refrigérelas y consúmalas en 24 horas.

2. **Preparación de una tintura**

   - o **Ingredientes**: Hierbas secas, vodka o brandy de 80-100 grados, tarro de cristal con tapa.

   - o **Instrucciones**: Llene un tarro de cristal hasta 1/3 con hierbas secas y, a continuación, vierta vodka hasta que el tarro esté casi lleno. Ciérralo bien y guárdalo en un lugar oscuro durante 4-6 semanas, agitándolo a diario. Después, cuela las hierbas y guarda la tintura en un frasco cuentagotas.

   - o **Conservación**: Las tinturas pueden durar años si se guardan en un lugar fresco y oscuro.

3. **Hacer un bálsamo**

   - o **Ingredientes**: 1 taza de aceite con infusión de hierbas (como caléndula o lavanda), 1 onza de cera de abejas.

- **Instrucciones**: Calentar el aceite al baño maría y añadir la cera de abejas hasta que se derrita. Verter en tarros o latas y dejar que se enfríe y endurezca.

  - **Conservación**: Guarda los bálsamos en un lugar fresco, donde durarán hasta un año.

4. **Creación de una cataplasma**

   - **Ingredientes**: Hierbas frescas o secas, agua caliente, gasa o paño limpio.

   - **Instrucciones**: Triturar las hierbas frescas o rehidratar las hierbas secas con agua caliente. Coloca las hierbas directamente sobre la piel o envuélvelas en una gasa, aplicándolas sobre la zona afectada durante 15-20 minutos.

   - **Conservación**: Las cataplasmas se elaboran para su uso inmediato y no deben almacenarse.

Con estas recetas y directrices básicas, podrás preparar con confianza una serie de remedios herbales seguros, eficaces y adaptados a tus necesidades. A medida que adquiera experiencia, descubrirá que el proceso se convierte en algo natural, lo que le permitirá hacerse cargo de su salud de forma natural y sostenible.

Parte 2: Remedios a base de plantas específicos para cada dolencia

Capítulo 4

Potenciadores del sistema

inmunitario

Un sistema inmunitario fuerte es la base de la buena salud y nos defiende de resfriados, gripes e infecciones. Las hierbas pueden desempeñar un papel importante tanto en la prevención de enfermedades como en la aceleración de la recuperación en caso de enfermedad. En este capítulo exploraremos las poderosas hierbas que refuerzan el sistema inmunitario, cómo actúan y cómo utilizarlas eficazmente.

Cómo combatir los resfriados, la gripe y las infecciones de forma natural

Cuando un resfriado o la gripe golpea, remedios herbales pueden ofrecer alivio de los síntomas y ayudar al cuerpo a recuperarse más rápido. He aquí algunas hierbas eficaces como apoyo inmunitario durante la enfermedad:

1. **Saúco** - Conocido por sus propiedades antivirales, el saúco es muy eficaz para reducir la duración y la gravedad de los resfriados y la gripe. El saúco impide que los virus se adhieran a las células, lo que dificulta la propagación de las infecciones.

2. **Equinácea** - La equinácea es un potente estimulante inmunitario que conviene tomar al primer síntoma de enfermedad. Ayuda a aumentar la producción de glóbulos blancos, reforzando la respuesta del organismo a la infección. Los estudios han demostrado que la equinácea puede reducir la duración del resfriado si se toma pronto.

3. **Ajo** - Potente antimicrobiano, el ajo es eficaz contra bacterias, virus y hongos. Rico en alicina, el ajo es especialmente útil para las infecciones respiratorias y el apoyo inmunológico general. Comerlo crudo o en cápsulas maximiza sus beneficios.

4. **Jengibre**: esta cálida hierba refuerza el sistema inmunitario y tiene potentes propiedades antiinflamatorias. El jengibre también es eficaz para aliviar el dolor de garganta y la congestión.

5. **Raíz de** regaliz - La raíz de regaliz ayuda a aliviar el dolor de garganta, reduce la inflamación y actúa como expectorante en afecciones respiratorias. Sus propiedades antivirales la convierten en una excelente adición a los remedios contra el resfriado y la gripe.

Hierbas para la prevención y la recuperación rápida

Además de combatir las infecciones, ciertas hierbas ayudan a fortalecer el sistema inmunitario para que sea resistente a largo plazo. Incorporar regularmente estas hierbas a su rutina puede hacer que su cuerpo sea más resistente a las enfermedades:

1. **Astrágalo** - Esta hierba adaptógena es conocida por sus efectos inmunoestimulantes y antiinflamatorios. El astrágalo refuerza la función inmunitaria con el tiempo, por lo que es ideal para la prevención. Se suele utilizar en sopas, infusiones o como tintura.

2. **Seta Reishi** - La seta Reishi es un hongo medicinal con propiedades inmunomoduladoras. Mejora la respuesta inmunitaria al tiempo que reduce la inflamación, por lo que resulta útil para las personas propensas a resfriados frecuentes. El hongo reishi puede consumirse en forma de té, tintura o cápsulas.

3. **Cúrcuma** - El compuesto activo de la cúrcuma, la curcumina, tiene potentes efectos antiinflamatorios y antioxidantes. El uso regular de cúrcuma puede ayudar a reducir la susceptibilidad a las infecciones y mantener la inflamación bajo control.

4. Rosa mosqueta - Repleta de vitamina C, la rosa mosqueta es excelente para el sistema inmunitario. Resulta especialmente útil durante la temporada de gripe y resfriados, cuando las necesidades de vitamina C del organismo son mayores. La rosa mosqueta puede utilizarse en infusiones, jarabes o batidos.

5. **Melisa** - Conocida por sus efectos antivirales, la melisa refuerza el sistema inmunitario y ayuda a prevenir infecciones. También es calmante, por lo que es una gran adición a los tés para la relajación y el bienestar.

Receta: Jarabe de saúco para la salud inmunológica

El jarabe de saúco es un delicioso y potente refuerzo inmunitario seguro para adultos y niños. Resulta especialmente útil durante la temporada de gripe y resfriados, ya que las bayas de saúco están repletas de antioxidantes y compuestos que inhiben la replicación vírica. Aquí tienes una sencilla receta para preparar tu propio sirope de saúco en casa.

Ingredientes:

- 1 taza de bayas de saúco secas (o 2 tazas de bayas de saúco frescas)

- 4 tazas de agua

- 1-2 palitos de canela

- 1 cucharada de raíz de jengibre fresco rallado

- 5-6 clavos enteros

- 1 taza de miel cruda

Instrucciones:

1. **Cocer las hierbas a fuego lento:** En un cazo, mezcla las bayas de saúco, el agua, la canela, el jengibre y los clavos. Llévelo a ebullición y, a continuación, reduzca el fuego y déjelo cocer a fuego lento durante 45 minutos, o hasta que el líquido se reduzca a la mitad.

2. **Colar y dejar enfriar:** Retirar el cazo del fuego y dejar enfriar ligeramente. Pasa la mezcla por un colador de malla fina o una estopilla a un cuenco limpio, presionando las bayas para extraer todo el zumo.

3. **Añade la miel:** Una vez que el líquido se haya enfriado hasta quedar tibio (para no destruir las enzimas beneficiosas de la miel), añada la miel hasta que se disuelva por completo. Ajusta la cantidad de miel según tus preferencias de sabor.

4. **Embotellar y guardar:** Vierta el sirope en una botella o tarro de cristal y guárdelo en el frigorífico. Durará hasta 2 meses refrigerado.

Dosificación:

- Para adultos: 1 cucharada sopera diaria para la prevención, o 1 cucharada sopera cada 2-3 horas durante un resfriado o gripe activos.

- Para niños (a partir de 1 año): 1 cucharadita diaria como prevención, o 1 cucharadita cada 2-3 horas cuando estén enfermos.

Incorporar estas hierbas y remedios a tu estilo de vida no sólo te ayudará a recuperarte más rápido de resfriados e infecciones, sino que también reforzará la resistencia de tu sistema inmunitario. Desde remedios de acción rápida como el jarabe de saúco hasta hierbas preventivas como el astrágalo y el hongo reishi, la fitoterapia ofrece herramientas seguras y eficaces para reforzar las defensas naturales del organismo. Si utilizas regularmente hierbas que refuerzan el sistema inmunitario y nutres tu organismo con compuestos naturales, estarás mejorando activamente la capacidad de tu cuerpo para mantenerse sano, estación tras estación.

Capítulo 5

Salud digestiva

El sistema digestivo está en el centro de la salud general, ya que afecta a la energía, la inmunidad e incluso el estado de ánimo. Muchas hierbas ofrecen un alivio seguro y eficaz de molestias digestivas como la hinchazón, las náuseas y la indigestión. También pueden favorecer la salud intestinal, promover el equilibrio del microbioma y reparar el revestimiento digestivo. Este capítulo explora remedios herbales para problemas digestivos comunes, enfoques para curar el intestino y una receta sencilla para un tónico calmante de menta y jengibre.

Remedios para la hinchazón, las náuseas y la indigestión

Las molestias digestivas son frecuentes, pero las hierbas pueden proporcionar un alivio suave e inmediato sin los efectos secundarios de los medicamentos convencionales. He aquí algunas de las hierbas más eficaces para tratar problemas digestivos específicos:

1. **Menta** piperita - La menta piperita es un remedio eficaz para aliviar los gases y la hinchazón, ya que relaja los músculos del tracto gastrointestinal, lo que la hace especialmente eficaz para la hinchazón, los calambres y el síndrome del intestino irritable (SII). Puede consumirse en infusión o diluida en aceite esencial.

2. **Jengibre** - Conocido por sus efectos antináuseas y antiinflamatorios, el jengibre es ideal para el malestar estomacal, la indigestión y las náuseas matutinas. Estimula la digestión y favorece la producción de bilis, ayudando a aliviar la indigestión y los gases.

3. **Hinojo** - Carminativo natural, el hinojo es excelente para reducir los gases, la hinchazón y los calambres. Ayuda a relajar los músculos intestinales y favorece la expulsión de gases, por lo que resulta eficaz después de las comidas. Las semillas de hinojo pueden masticarse o remojarse en agua caliente para preparar un té.

4. **Manzanilla** - La manzanilla tiene propiedades calmantes que alivian la tensión en el tracto digestivo, por lo que es eficaz para la indigestión y los gases relacionados con el estrés. Sus propiedades antiinflamatorias también alivian la mucosa del estómago.

5. **Olmo resbaladizo** - Esta hierba mucilaginosa recubre el tracto digestivo, aliviando la irritación, la acidez y el reflujo ácido. El olmo resbaladizo es especialmente beneficioso para afecciones como la gastritis y la colitis ulcerosa, en las que es necesaria la protección del revestimiento intestinal.

6. **Raíz de regaliz (DGL)** - El regaliz deglicirrizinado (DGL) es una hierba calmante y antiinflamatoria que ayuda a reducir la acidez estomacal y a reparar el revestimiento de la mucosa, por lo que resulta eficaz para las úlceras y el reflujo ácido. Suele tomarse en forma de comprimidos o masticables antes de las comidas.

Curación intestinal con fitoterapia

Los problemas digestivos crónicos suelen tener su origen en un desequilibrio de la salud intestinal. Restablecer el equilibrio y reparar el revestimiento intestinal es esencial para el alivio y el bienestar a largo plazo. Las siguientes hierbas pueden ayudar en la curación intestinal y promover un microbioma saludable:

1. **Raíz** de malvavisco: rica en mucílagos, la raíz de malvavisco recubre el tubo digestivo y alivia la inflamación y la irritación. Ayuda a proteger el revestimiento intestinal, favoreciendo la curación de afecciones como el síndrome del intestino permeable y la gastritis.

2. **Caléndula** - Conocida por sus propiedades antiinflamatorias y antimicrobianas, la caléndula ayuda a cicatrizar el revestimiento intestinal y a reducir la inflamación. Es especialmente útil para la colitis ulcerosa, la enfermedad de Crohn y el síndrome del intestino irritable.

3. **Aloe** Vera - El zumo de aloe vera tiene propiedades calmantes y ayuda a reducir la inflamación intestinal, aliviando a las personas con reflujo ácido, síndrome del intestino irritable y enfermedades intestinales inflamatorias. Favorece la cicatrización del revestimiento intestinal y es suave con el sistema digestivo.

4. **Cúrcuma** - El compuesto activo de la cúrcuma, la curcumina, tiene potentes efectos antiinflamatorios y antioxidantes que favorecen la salud intestinal en general y reducen la inflamación del tracto digestivo. Es beneficiosa para afecciones como la colitis, el intestino permeable y el SII.

5. **Aceite de orégano** - Conocido por sus propiedades antimicrobianas, el aceite de orégano puede ayudar a tratar el sobrecrecimiento bacteriano en el intestino, como el SIBO (sobrecrecimiento bacteriano del intestino delgado). Es eficaz contra las bacterias dañinas, los hongos y los parásitos sin alterar los microbios beneficiosos del intestino.

6. **L-Glutamina** - Aunque técnicamente es un aminoácido, la L-glutamina es un componente clave para la curación intestinal. Ayuda a reparar y reconstruir el revestimiento mucoso de los intestinos, por lo que es ideal para aquellos con síndrome de intestino permeable o inflamación digestiva crónica.

Receta: Tónico de menta y jengibre

Este tónico calmante combina los beneficios digestivos de la menta y el jengibre para aliviar la hinchazón, los gases y las náuseas. Es un remedio refrescante y eficaz que puede tomarse frío o caliente.

Ingredientes:

- 1 cucharadita de hojas de menta seca (o 1 cucharada de hojas de menta fresca)

- 1 cucharadita de raíz de jengibre fresco rallado (o ½ cucharadita de jengibre seco en polvo)

- 1 taza de agua hirviendo

- 1 cucharadita de miel o limón (opcional, para dar sabor)

Instrucciones:

1. **Poner a remojo las hierbas**: Coloca la menta y el jengibre en una tetera o taza resistente al calor. Vierte el agua hirviendo sobre las hierbas, tapa y deja reposar durante 10-15 minutos.

2. **Colar y endulzar**: Colar las hierbas, añadir miel o limón si se desea, y disfrutar caliente. Para una tónica refrescante, déjela enfriar y sírvala con hielo.

3. **Opcional**: Para hacer un lote más grande, duplique o triplique los ingredientes, guárdelo en el frigorífico y bébalo cuando lo necesite. Esta tónica puede durar hasta 3 días refrigerada.

Uso:

- Beba 1 taza después de las comidas para facilitar la digestión, o beba a pequeños sorbos cuando aparezcan hinchazones, náuseas o indigestión.

Mediante el uso de hierbas medicinales para las molestias digestivas más comunes, puede conseguir un alivio natural y duradero de los síntomas, al tiempo que favorece la salud intestinal en general. Tanto si quieres aliviar una indigestión ocasional como curar problemas digestivos crónicos, hierbas como la menta, el jengibre y la raíz de malvavisco pueden ser poderosos aliados. Además de aliviar los síntomas, estos remedios ayudan a restablecer el equilibrio, permitiéndole mantener la salud digestiva y el bienestar general.

Capítulo 6

Alivio del estrés y la ansiedad

Las presiones de la vida pueden provocar estrés, ansiedad e incluso dificultades para dormir.
Afortunadamente, muchas hierbas son conocidas por sus efectos calmantes sobre la mente y el cuerpo,
ofreciendo alivio sin los efectos secundarios de los medicamentos sintéticos. En este capítulo trataremos
algunas de las mejores hierbas para calmar la ansiedad y el estrés, mejorar la calidad del sueño y favorecer
la relajación. Además, encontrará una sencilla receta de Té para dormir de manzanilla y lavanda que le
ayudará a relajarse al final del día.

Hierbas calmantes para la ansiedad, el estrés y el agobio

Estas hierbas calmantes proporcionan un alivio suave pero eficaz del estrés y la ansiedad, ayudándole a
sentirse equilibrado y con los pies en la tierra. Tanto si buscas algo para controlar el estrés diario como
los sentimientos de agobio ocasionales, estas hierbas pueden ser una gran adición a tu rutina de
bienestar:

1. **Ashwagandha** - Esta hierba adaptógena es famosa por reducir el estrés equilibrando los niveles
   de cortisol y favoreciendo la salud suprarrenal. Ashwagandha ayuda al cuerpo a adaptarse al
   estrés, promoviendo una energía tranquila y constante en lugar de sedación, por lo que es ideal
   para su uso durante el día.

2. **Pasiflora** - La pasiflora se utiliza desde hace mucho tiempo como remedio natural contra la
   ansiedad, ya que aumenta el ácido gamma-aminobutírico (GABA) en el cerebro, ayudando a
   calmar el sistema nervioso. La pasiflora es útil tanto para el estrés como para el insomnio, por lo
   que se recomienda tomarla por la noche.

3. **Melisa** - La melisa es una hierba calmante que reduce el estrés, alivia la ansiedad y levanta el
   ánimo. Sus suaves propiedades sedantes la hacen ideal para calmar la mente y relajar el cuerpo.
   Puede tomarse en infusión o en tintura.

4. **Raíz de valeriana** - Conocida por sus efectos sedantes, la raíz de valeriana es una hierba potente para la ansiedad, el estrés y los problemas de sueño. Ayuda a calmar el sistema nervioso y reducir la inquietud, pero debe utilizarse principalmente por la noche, ya que puede provocar somnolencia.

5. **Albahaca Santa (Tulsi)** - Otro adaptógeno, la albahaca santa ayuda al organismo a hacer frente al estrés y reduce la ansiedad. Favorece el equilibrio emocional y puede mejorar la claridad y la concentración, por lo que resulta útil para aliviar el estrés diurno.

6. **Escutelaria** - La escutelaria es un tónico suave del sistema nervioso que reduce la tensión muscular y favorece la relajación. Es especialmente útil para las personas que sienten el estrés físicamente, como en los hombros tensos o las mandíbulas apretadas.

Ayudas naturales para dormir y consejos de relajación

Dormir bien es esencial para controlar el estrés y mantener un estado de ánimo equilibrado. He aquí algunas hierbas que ayudan a dormir y consejos para crear una rutina relajante a la hora de acostarse que promueva un sueño reparador y reparador:

1. **Manzanilla** - La manzanilla es una de las hierbas más conocidas para la relajación y el sueño. Sus suaves efectos sedantes ayudan a aliviar la ansiedad y a promover la calma, por lo que es una hierba perfecta para un té o un baño antes de dormir.

2. **Lavanda** - La lavanda está bien documentada por sus efectos calmantes sobre el sistema nervioso. Inhalar aceite esencial de lavanda o beberlo en infusión puede reducir la ansiedad, favorecer la relajación y ayudar a combatir el insomnio.

3. **Amapola** de California - La amapola de California es un somnífero suave, no adictivo, que favorece la calma y ayuda a conciliar el sueño. Es particularmente útil para aquellos que tienen problemas para conciliar el sueño debido a una mente activa.

4. **Hierbas ricas en magnesio** - El magnesio ayuda a regular los patrones de sueño y a relajar los músculos, favoreciendo un sueño reparador. Las hierbas ricas en magnesio, como la paja de avena y la ortiga, pueden contribuir a la relajación y a la salud general del sistema nervioso.

5. **Consejos de relajación para dormir** mejor:

   o **Cree una rutina**: Acostarse y levantarse a la misma hora cada día puede mejorar la calidad del sueño. Una rutina constante ayuda a regular el reloj interno del cuerpo.

   o **Limite los estimulantes**: Evite la cafeína y las pantallas electrónicas al menos una hora antes de acostarse. Los estimulantes pueden alterar la capacidad natural del cuerpo para relajarse y desconectar.

   o **Cree un entorno relajante**: Atenúa las luces, pon música relajante o difunde aceites esenciales calmantes, como los de lavanda o cedro, para preparar la mente y el cuerpo para el descanso.

Receta: Té para dormir de manzanilla y lavanda

Esta suave infusión combina manzanilla y lavanda para aliviar el estrés, calmar la mente y favorecer un sueño profundo. No contiene cafeína, por lo que es perfecto para tomar antes de acostarse.

Ingredientes:

- 1 cucharadita de flores secas de manzanilla

- ½ cucharadita de brotes secos de lavanda

- 1 cucharadita de hojas secas de melisa (opcional, para añadir calma)

- 1 taza de agua hirviendo

- Miel (opcional, al gusto)

Instrucciones:

1. **Mezcle las hierbas**: Coloca la manzanilla, la lavanda y la melisa (si la usas) en una tetera o taza.

2. **Cocer el té**: Verter el agua hirviendo sobre las hierbas, tapar y dejar reposar durante 10 minutos.

3. **Colar y servir**: Cuele el té en una taza, añada miel si lo desea y disfrútelo caliente.

Uso:

- Beba 1 taza de esta infusión unos 30 minutos antes de acostarse para ayudar a relajar el cuerpo y la mente.

Incorporar hierbas calmantes y prácticas de relajación a su rutina puede tener un profundo efecto en la reducción del estrés, aliviar la ansiedad y mejorar la calidad del sueño. Con el suave poder de hierbas como la manzanilla, la lavanda y la ashwagandha, puede restablecer el equilibrio, controlar el estrés y cultivar una sensación de calma y bienestar. Con el tiempo, estos remedios naturales ayudarán a su cuerpo y mente a desarrollar resistencia, permitiéndole afrontar los retos de la vida con mayor facilidad y paz.

Capítulo 7

Control del dolor y reducción de la inflamación

El dolor y la inflamación, ya sean agudos o crónicos, pueden afectar considerablemente a nuestra calidad de vida. Los analgésicos convencionales suelen tener efectos secundarios, pero los remedios a base de plantas pueden proporcionar un alivio eficaz y natural sin riesgos indeseados. En este capítulo trataremos algunos de los analgésicos herbales más potentes, hierbas antiinflamatorias para controlar el dolor crónico y una versátil receta de pasta antiinflamatoria de cúrcuma y jengibre.

Analgésicos a base de plantas para dolores de cabeza, musculares y articulares

Las hierbas ofrecen opciones suaves pero eficaces para aliviar el dolor, desde las jaquecas y los músculos doloridos hasta el dolor articular. Estas son algunas de las mejores hierbas para el tratamiento natural del dolor:

1. **Corteza** de sauce - A menudo llamada "la aspirina de la naturaleza", la corteza de sauce contiene salicina, un compuesto que el organismo convierte en ácido salicílico. Es eficaz para aliviar los dolores de cabeza, espalda y artritis. La corteza de sauce puede tomarse en infusión, tintura o cápsulas.

2. Garra del diablo - Originaria del sur de África, la garra del diablo tiene potentes efectos analgésicos y antiinflamatorios, por lo que es eficaz para el dolor articular, la artritis y el dolor lumbar. Puede tomarse como suplemento o en forma de té.

3. **Cayena (capsaicina)** - El compuesto activo de la cayena, la capsaicina, actúa reduciendo la intensidad de las señales de dolor en el organismo. Aplicada por vía tópica, la cayena puede aliviar el dolor muscular, articular y neuropático, a menudo asociado a dolencias como la fibromialgia.

4. **Sauce blanco** - Similar a la corteza de sauce, el sauce blanco es otra fuente natural de salicina y resulta útil para reducir los dolores de cabeza y musculares. Es especialmente beneficioso para quienes padecen cefaleas tensionales y dolores articulares leves.

5. **Árnica** - Aunque no se suele ingerir, el árnica se utiliza mucho en preparados tópicos para aliviar el dolor. Es eficaz para contusiones, esguinces y dolores musculares cuando se aplica en forma de gel, crema o aceite. El árnica reduce la inflamación y favorece la circulación sanguínea en la zona afectada.

6. **Clavo** - Conocido por sus potentes propiedades analgésicas, el clavo es especialmente útil para el dolor dental. El aceite de clavo puede aplicarse directamente sobre el diente dolorido o diluirse y aplicarse en otras zonas doloridas para obtener un alivio temporal.

Hierbas antiinflamatorias para el dolor crónico

El dolor crónico suele estar relacionado con la inflamación del organismo. Estas hierbas antiinflamatorias pueden reducir el dolor con el tiempo al atacar la inflamación en su origen, lo que las hace ideales para afecciones como la artritis, la fibromialgia y los trastornos inflamatorios generales:

1. **Cúrcuma** - La cúrcuma es una de las hierbas antiinflamatorias más potentes que existen, gracias a la curcumina, su compuesto activo. El consumo regular de cúrcuma puede ayudar a reducir el dolor crónico asociado a la artritis y otras afecciones inflamatorias. La cúrcuma es más eficaz cuando se combina con pimienta negra, que mejora la absorción de la curcumina.

2. **Jengibre** - Las propiedades antiinflamatorias del jengibre son muy adecuadas para tratar el dolor causado por afecciones como la artrosis, la artritis reumatoide y los dolores musculares. Puede consumirse en infusión, añadirse a las comidas o tomarse en forma de suplemento para obtener un alivio constante.

3. **Boswellia (incienso)** - La boswellia es muy eficaz para reducir la inflamación en afecciones como la artritis y la enfermedad inflamatoria intestinal. Sus propiedades antiinflamatorias se dirigen a vías inflamatorias específicas, ayudando con el dolor crónico y la rigidez.

4. **Romero** - Conocido por sus efectos antioxidantes y antiinflamatorios, el romero es especialmente útil para el dolor y la rigidez musculares. Puede consumirse en infusión o aplicarse tópicamente sobre músculos y articulaciones doloridos.

5. **Té** verde - Rico en antioxidantes llamados catequinas, el té verde reduce la inflamación y el estrés oxidativo del organismo. Beber té verde con regularidad puede ayudar a aliviar el dolor crónico, especialmente cuando se asocia a afecciones inflamatorias.

6. Hierba de San Juan - La hierba de San Juan, utilizada a menudo para el dolor nervioso, tiene propiedades antiinflamatorias que pueden aliviar afecciones como la ciática, el herpes zóster y la fibromialgia. Es más eficaz cuando se toma en forma de aceite o tintura.

Receta: Pasta antiinflamatoria de cúrcuma y jengibre

Esta versátil pasta combina las potentes propiedades antiinflamatorias de la cúrcuma y el jengibre, lo que la convierte en una excelente adición a tu rutina diaria. Puedes usarla en batidos, infusiones o incluso como base de la leche dorada para ayudar a reducir la inflamación crónica y controlar el dolor.

Ingredientes:

- ½ taza de cúrcuma en polvo

- 2 cucharadas de jengibre fresco rallado (o 1 cucharada de jengibre seco en polvo)

- 1-2 cucharaditas de pimienta negra (para mejorar la absorción de la cúrcuma)

- ½ taza de agua

- 1 cucharada de aceite de coco (opcional, para una textura más cremosa)

Instrucciones:

1. **Mezclar y calentar**: En un cazo pequeño, mezclar la cúrcuma en polvo, el jengibre, la pimienta negra y el agua. Remover bien para combinar.

2. **Cocer a fuego lento**: Ponga el cazo a fuego lento y deje que la mezcla cueza a fuego lento, removiendo con frecuencia, hasta que espese y adquiera una consistencia pastosa. Esto debería llevar unos 7-10 minutos.

3. **Añadir aceite de coco**: Una vez que la pasta se haya espesado, retírela del fuego y añada el aceite de coco si lo desea. Remover hasta que esté completamente combinado.

4. **Guardar**: Pasa la pasta a un tarro de cristal y guárdala en el frigorífico hasta dos semanas.

Uso:

- **Leche dorada**: Mezcle una cucharadita de la pasta en leche caliente (láctea o vegetal), añada miel si lo desea y disfrútela como bebida relajante por la noche.

- **Batidos**: Añade una cucharadita de la pasta a tu batido matutino para obtener un impulso antiinflamatorio.

- **Tés y sopas**: Mezcle una pequeña cantidad en té o sopas para añadir sabor y beneficios antiinflamatorios.

Al incorporar estos remedios herbales a tu rutina, puedes encontrar alivio tanto para el dolor agudo como para el crónico sin los riesgos de los medicamentos sintéticos. Desde los efectos analgésicos inmediatos de hierbas como la corteza de sauce y el árnica hasta los beneficios a largo plazo de hierbas antiinflamatorias como la cúrcuma y el jengibre, la naturaleza ofrece soluciones eficaces y accesibles. Al abordar las causas profundas de la inflamación y el dolor, estos remedios favorecen el proceso de curación del organismo y mejoran la calidad de vida de forma natural y sostenible.

Capítulo 8

Salud de la piel y belleza natural

La piel es nuestro órgano más grande y sirve de barrera protectora, reflejo de nuestra salud y bienestar generales. Muchas afecciones cutáneas comunes, como el acné, el eccema y las erupciones cutáneas, pueden tratarse eficazmente con la ayuda de hierbas curativas y remedios naturales. En este capítulo, exploraremos varias hierbas beneficiosas para la salud de la piel, compartiremos recetas caseras para el cuidado de la piel a base de hierbas y proporcionaremos una receta de un bálsamo calmante de caléndula y aloe para mantener una piel sana y radiante.

Hierbas curativas para afecciones cutáneas (acné, eczema, erupciones cutáneas)

Las hierbas naturales se han utilizado durante siglos para promover la salud de la piel y tratar diversas dolencias cutáneas. He aquí algunas de las hierbas curativas más eficaces para las afecciones cutáneas más comunes:

1. **Caléndula** - Conocida por sus propiedades antiinflamatorias, antisépticas y cicatrizantes, la caléndula es especialmente eficaz para calmar irritaciones cutáneas, erupciones y quemaduras leves. Su naturaleza suave la hace adecuada para todo tipo de pieles, incluidas las sensibles.

2. **Aloe Vera** - Conocido por sus propiedades refrescantes y calmantes, el aloe vera es eficaz para tratar las quemaduras solares, el acné y los eccemas. Hidrata la piel, favorece la cicatrización y tiene efectos antiinflamatorios que calman la piel irritada.

3. **Aceite del árbol del té**: este potente aceite esencial es conocido por sus propiedades antibacterianas y antifúngicas, por lo que resulta ideal para tratar el acné y prevenir los brotes. Ayuda a reducir la inflamación y el enrojecimiento, proporcionando alivio a la piel inflamada.

4. **Manzanilla**: los efectos antiinflamatorios y calmantes de la manzanilla la hacen beneficiosa para diversos problemas cutáneos, como el eccema y la rosácea. La manzanilla puede aliviar la irritación y el enrojecimiento, al tiempo que favorece la cicatrización general de la piel.

5. **Lavanda** - La lavanda no sólo tiene un aroma calmante, sino que también proporciona beneficios antisépticos y antiinflamatorios. Es eficaz contra el acné, las quemaduras leves y las picaduras de insectos, y ayuda a cicatrizar y reducir las cicatrices.

6. **Ortiga** - La ortiga es rica en vitaminas y minerales, lo que la convierte en una hierba fantástica para la salud de la piel. Sus propiedades antiinflamatorias ayudan a tratar afecciones como el eccema y el acné, mientras que su alto contenido en sílice favorece la salud de la piel y el cabello.

7. **Hamamelis** - Conocido por sus propiedades astringentes, el hamamelis es excelente para la piel grasa y propensa al acné. Ayuda a cerrar los poros, reducir la inflamación y calmar la irritación, por lo que es un tónico natural eficaz.

Recetas para el cuidado de la piel a base de plantas

Crear tus propios productos herbales para el cuidado de la piel puede ser gratificante y estimulante, ya que te permite adaptar los remedios a las necesidades específicas de tu piel. Aquí tienes algunas recetas sencillas para que las pruebes en casa:

1. **Aceite de caléndula**

   o **Ingredientes:**

      - 1 taza de aceite de oliva o de almendras dulces

      - ½ taza de pétalos secos de caléndula

   o **Instrucciones:**

1. Coloca los pétalos secos de caléndula en un tarro de cristal limpio.

2. Verter el aceite sobre los pétalos hasta que queden totalmente sumergidos.

3. Selle el tarro y colóquelo en un alféizar soleado durante 4-6 semanas, agitándolo suavemente cada pocos días.

4. Cuela el aceite con un colador de malla fina o una estopilla y guárdalo en una botella de cristal oscuro. Utilízalo como crema hidratante o para crear ungüentos.

2. **Mascarilla facial calmante de camomila**

- o **Ingredientes**:

    - 2 cucharadas de flores secas de manzanilla

    - 2 cucharadas de yogur natural

    - 1 cucharada de miel

- o **Instrucciones**:

    0. Remojar la manzanilla seca en agua caliente durante 10 minutos, luego colar y dejar enfriar.

    1. En un bol, mezcla la infusión de manzanilla enfriada con el yogur y la miel hasta formar una pasta.

    2. Aplique la mascarilla en la cara y déjela actuar durante 15-20 minutos, después aclárela con agua tibia. Esta mascarilla calma la piel irritada e hidrata.

3. **Tónico facial a base de plantas**

- o **Ingredientes**:

    - 1 taza de agua destilada

    - 1 cucharada de pétalos de rosa secos

    - 1 cucharada de lavanda seca

    - 1 cucharada de hamamelis

- o **Instrucciones**:

    0. Hierve el agua destilada y viértela sobre la rosa y la lavanda secas en un tarro resistente al calor.

    1. Tápelo y déjelo reposar durante 30 minutos, después cuele las hierbas.

    2. Añade hamamelis al té enfriado y pásalo a una botella con pulverizador. Utilízalo como tónico facial refrescante después de la limpieza.

Receta: Ungüento curativo de caléndula y aloe

Este ungüento nutritivo combina las propiedades curativas de la caléndula y el aloe vera para calmar y reparar la piel dañada, por lo que es perfecto para pequeños cortes, erupciones o zonas secas.

Ingredientes:

- ½ taza de aceite con infusión de caléndula (de la receta anterior)

- ¼ taza de aceite de coco

- ¼ taza de cera de abejas (rallada o en pastillas)

- 2 cucharadas de gel de aloe vera fresco (o 1 cucharada de polvo de aloe seco)

- Opcional: 10-15 gotas de aceite esencial de lavanda (para añadir fragancia y beneficios)

Instrucciones:

1. **Derretir la base**: En una olla doble, combinar el aceite infundido de caléndula, el aceite de coco y la cera de abejas. Calienta suavemente hasta que todo esté derretido y bien combinado.

2. **Añadir el Aloe**: Retira del fuego y deja que se enfríe un poco. Añade el gel de aloe vera fresco o el polvo de aloe seco y remueve bien para incorporarlo. Si lo utiliza, añada aceite esencial de lavanda y mezcle bien.

3. **Verter y cuajar**: Vierta la mezcla en recipientes limpios y esterilizados (tarros pequeños o latas). Deje que el ungüento se enfríe y cuaje completamente a temperatura ambiente.

4. **Almacenar**: Etiquete los envases y guárdelos en un lugar fresco y oscuro. El ungüento debería durar varios meses.

Uso:

- Aplique una pequeña cantidad del ungüento en las zonas afectadas según sea necesario, ya sea para zonas secas, erupciones o pequeños cortes. La combinación de caléndula y aloe actúa sinérgicamente para favorecer la cicatrización y calmar la inflamación.

Las hierbas se valoran desde hace mucho tiempo por sus propiedades curativas y pueden desempeñar un papel importante en el mantenimiento de una piel sana y la promoción de la belleza natural. Al incorporar hierbas curativas como la caléndula, el aloe vera y la manzanilla a tu rutina de cuidado de la piel, puedes tratar diversas afecciones cutáneas y mejorar la salud general de tu piel. Con sencillas recetas de bricolaje, puede crear productos naturales y eficaces para el cuidado de la piel adaptados a sus necesidades específicas, que le permitirán disfrutar de la belleza natural de su piel.

Capítulo 9

Equilibrio hormonal y salud reproductiva

El equilibrio hormonal desempeña un papel crucial en la salud general, ya que influye en todos los aspectos, desde el estado de ánimo y los niveles de energía hasta la función reproductora. Muchas mujeres experimentan fluctuaciones hormonales a lo largo de su vida, especialmente durante la menstruación y la menopausia. Afortunadamente, numerosas hierbas pueden ayudar a aliviar los síntomas relacionados con los desequilibrios hormonales y favorecer la salud reproductiva. En este capítulo, exploraremos las hierbas clave para el alivio menstrual y el apoyo a la menopausia, soluciones naturales para la fertilidad, y proporcionaremos una receta de Té de hojas de frambuesa, que es particularmente beneficioso para la salud de la mujer.

Hierbas para el alivio menstrual y la menopausia

Las hierbas se han utilizado durante siglos para controlar las molestias menstruales y ayudar a las mujeres en las distintas etapas de la vida, incluida la menopausia. He aquí algunas hierbas poderosas que pueden aliviar los síntomas menstruales y ayudar en la menopausia:

1. **Árbol** casto **(Vitex)** - El árbol casto es una hierba muy conocida para equilibrar las hormonas. Puede ayudar a aliviar los síntomas del síndrome premenstrual (SPM), como los cambios de humor y la sensibilidad mamaria, al influir en la regulación de la progesterona por la glándula pituitaria.

2. **Corteza** de calambre - Como su nombre indica, la corteza de calambre es especialmente eficaz para aliviar los calambres y espasmos menstruales. Ayuda a relajar los músculos lisos del útero, proporcionando alivio del dolor durante la menstruación.

3. **Dong Quai** - Conocido a menudo como el "ginseng femenino", el dong quai se ha utilizado tradicionalmente en la medicina china para mejorar la salud reproductiva de la mujer. Puede ayudar a aliviar el dolor menstrual y regular los ciclos menstruales, por lo que es beneficioso para aquellas con períodos irregulares.

4. **Cimicifuga racemosa** - Esta hierba es muy conocida por su capacidad para ayudar a las mujeres durante la menopausia. El cohosh negro puede ayudar a aliviar los sofocos, los sudores nocturnos y los cambios de humor asociados a los cambios hormonales durante esta etapa de la vida.

5. **Trébol** rojo - Rico en fitoestrógenos, el trébol rojo puede ayudar a aliviar los síntomas de la menopausia, como los sofocos y los cambios de humor. También puede favorecer la salud y regularidad menstruales.

6. **Hinojo** - Las semillas de hinojo se utilizan a menudo para aliviar la hinchazón y los calambres asociados a la menstruación. Tienen propiedades estrogénicas suaves, que pueden ayudar a equilibrar las hormonas y aliviar las molestias menstruales.

Soluciones naturales para la fertilidad y el bienestar reproductivo

Muchas mujeres buscan formas naturales de mejorar la fertilidad y la salud reproductiva. Varias hierbas pueden ayudar a regular el equilibrio hormonal y mejorar la función reproductora, lo que las convierte en valiosas aliadas en el camino hacia la concepción:

1. **Raíz de Maca** - Esta hierba adaptógena es conocida por su capacidad para favorecer el equilibrio hormonal y mejorar la fertilidad. La maca puede mejorar la libido, regular los ciclos menstruales y aumentar los niveles generales de energía.

2. **Hoja de ortiga** - La ortiga es rica en nutrientes y favorece la salud reproductiva en general. Su alto contenido en vitaminas y minerales, incluidos el hierro y el ácido fólico, la hace beneficiosa para las mujeres que intentan concebir.

3. **Hoja de frambuesa** roja - A menudo llamada la "hierba de la mujer", la hoja de frambuesa roja es conocida por su capacidad para tonificar el útero, favorecer la salud menstrual y mejorar la fertilidad. Es especialmente beneficiosa en la segunda mitad del ciclo menstrual.

4. **Ashwagandha** - Otro adaptógeno, la ashwagandha ayuda al organismo a hacer frente al estrés y favorece el equilibrio hormonal. Puede mejorar la salud reproductiva al potenciar la función ovárica y regular los ciclos menstruales.

5. **Aceite de onagra** - Este aceite es rico en ácido gamma-linolénico (GLA), que puede ayudar a mejorar el moco cervical y favorecer el equilibrio hormonal, por lo que resulta útil para las mujeres que intentan concebir.

6. **Ginseng** - Se cree que el ginseng coreano mejora la función reproductora y aumenta la libido. Favorece el equilibrio hormonal y puede ayudar a regular el ciclo menstrual.

Receta: Té de hojas de frambuesa para la salud de la mujer

La infusión de hojas de frambuesa es un remedio tradicional a base de plantas que se ha utilizado durante siglos para mejorar la salud de la mujer. Es especialmente beneficioso para la salud menstrual, el embarazo y la recuperación posparto. La infusión es rica en vitaminas y minerales, sobre todo vitaminas A, C y E, así como calcio, magnesio y hierro.

Ingredientes:

- 1-2 cucharaditas de hojas secas de frambuesa (o 1 bolsita de té)

- 1 taza de agua hirviendo

- Miel o limón (opcional, para dar sabor)

Instrucciones:

1. **Preparar el té**: Coloca las hojas secas de frambuesa en una tetera o taza. Vierte agua hirviendo sobre las hojas y tápalas durante 10-15 minutos.

2. **Colar**: Después del remojo, cuele las hojas con un colador de malla fina o retire la bolsita de té.

3. **Sírvalo**: Añada miel o limón al gusto, si lo desea, y disfrute de su té caliente.

Uso:

- Bebe 1-2 tazas de té de hojas de frambuesa al día, sobre todo en los días previos al ciclo menstrual o durante el embarazo. También es excelente para la recuperación posparto.

El equilibrio hormonal es esencial para la salud y el bienestar de la mujer. Al incorporar estas hierbas curativas a su rutina diaria, puede favorecer la salud menstrual, controlar síntomas de la menopausia y mejorar la fertilidad de forma natural. Tanto si opta por beber infusiones de hojas de frambuesa, tomar suplementos de hierbas o crear sus propias mezclas de hierbas, la naturaleza le ofrece una gran variedad de opciones para ayudarle a cuidar su cuerpo y promover el bienestar reproductivo. Si adoptas estos remedios naturales, podrás tomar el control de tu salud y bienestar en todas las etapas de la vida.

Capítulo 10 Salud

respiratoria y alergias

La salud respiratoria es vital para el bienestar general, ya que nuestro sistema respiratorio es responsable de suministrar oxígeno a nuestro cuerpo y eliminar el dióxido de carbono. Muchas personas sufren problemas respiratorios, como asma, alergias y bronquitis, que pueden afectar considerablemente a su vida diaria. Afortunadamente, los remedios a base de plantas pueden proporcionar ayuda y alivio naturales para estas afecciones. En este capítulo, exploraremos los remedios a base de plantas para problemas respiratorios, discutiremos métodos naturales para aliviar las alergias y compartiremos una receta de vapor de hierbas para aliviar la sinusitis.

Remedios a base de plantas para problemas respiratorios (asma, alergias, bronquitis)

Las hierbas pueden desempeñar un papel crucial en el apoyo a la salud respiratoria y el control de los síntomas de diversas afecciones respiratorias. He aquí algunas hierbas eficaces para tratar el asma, las alergias y la bronquitis:

1. **Tomillo** - El tomillo es una potente hierba antimicrobiana y antiespasmódica que puede ayudar a aliviar los problemas respiratorios, incluida la bronquitis. Actúa como expectorante, ayudando a aflojar la mucosidad de las vías respiratorias y facilitando la expectoración.

2. **Gordolobo** - Las hojas de gordolobo se han utilizado tradicionalmente para tratar afecciones respiratorias. Actúa como calmante demulcente y expectorante, por lo que es eficaz para aliviar la tos y promover la salud pulmonar. El té o la tintura de gordolobo pueden ayudar a aliviar la irritación bronquial.

3. **Raíz de** regaliz - La raíz de regaliz tiene propiedades antiinflamatorias que pueden ayudar a aliviar la garganta y reducir la irritación de las vías respiratorias. Suele utilizarse para aliviar la tos y es beneficiosa para quienes padecen bronquitis o asma.

4. **Eucalipto** - El aceite de eucalipto es conocido por sus propiedades descongestionantes, que lo hacen beneficioso para las afecciones respiratorias. La inhalación de vapor de eucalipto puede ayudar a despejar las vías respiratorias.

nasales y aliviar la tos, mientras que la aplicación tópica puede aliviar la tensión muscular y la inflamación.

5. **Menta** - El mentol de la menta tiene un efecto calmante en la garganta y actúa como descongestionante natural. Puede ayudar a aliviar la tos, la congestión de los senos nasales y los síntomas del asma. El té de menta o la inhalación de vapor de menta pueden proporcionar un alivio rápido.

6. **Uña** de caballo - La uña de caballo se utiliza tradicionalmente para problemas respiratorios por sus propiedades calmantes. Puede ayudar a calmar la tos y favorecer la salud pulmonar reduciendo la inflamación y la irritación.

7. **Ortiga** - La ortiga es un antihistamínico natural y puede ayudar a reducir los síntomas de la alergia, por lo que resulta eficaz para la fiebre del heno y otras reacciones alérgicas. Se suele consumir en infusión o en cápsulas.

Aliviar las alergias de forma natural

Las alergias pueden ser frustrantes y debilitantes, pero existen varios métodos naturales para aliviar los síntomas:

1. **Quercetina** - Un flavonoide natural que se encuentra en alimentos como las manzanas, las cebollas y los cítricos, la quercetina puede ayudar a estabilizar los mastocitos y reducir la liberación de histamina, aliviando así los síntomas de la alergia. Está disponible en forma de suplemento o puede aumentarse en la dieta.

2. **Miel local** - Consumir miel local puede ayudar a reducir las alergias al polen con el tiempo. La teoría es que pequeñas cantidades de polen local en la miel pueden actuar como una vacuna natural, ayudando a su cuerpo a crear resistencia.

3. **Petasita** - Esta hierba ha demostrado ser prometedora para reducir la gravedad de los síntomas de la rinitis alérgica. Actúa de forma similar a los antihistamínicos, pero sin la somnolencia asociada a menudo con los medicamentos convencionales para la alergia.

4. **Probióticos** - Mantener la salud intestinal puede reforzar el sistema inmunitario y ayudar a aliviar los síntomas de la alergia. Los alimentos fermentados, como el yogur, el kéfir y el chucrut, o los suplementos probióticos pueden ser beneficiosos.

5. **Enjuague nasal salino** - Enjuagar las fosas nasales con una solución salina puede ayudar a eliminar alérgenos, mucosidad e irritantes de la cavidad nasal, proporcionando alivio de la congestión y los estornudos.

Receta: Vapor de hierbas para aliviar la sinusitis

La inhalación de vapor de hierbas es una forma eficaz de aliviar la congestión de los senos paranasales y favorecer la salud respiratoria. Esta receta combina varias hierbas beneficiosas para crear un vapor calmante para aliviar la sinusitis.

Ingredientes:

- 1 cucharada de hojas secas de eucalipto
- 1 cucharada de hojas secas de menta
- 1 cucharada de hojas secas de tomillo
- 1 cucharada de flores secas de manzanilla
- 4 tazas de agua hirviendo
- Opcional: 1-2 gotas de aceite esencial de eucalipto o menta piperita

Instrucciones:

1. **Preparar las hierbas**: En un bol grande, combina el eucalipto seco, la menta, el tomillo y la manzanilla.

2. **Hervir el agua**: Pon 4 tazas de agua a hervir.

3. **Mezclar**: Verter cuidadosamente el agua hirviendo sobre la mezcla de hierbas en el bol.

4. **Crea una tienda de vapor**: Inclínate sobre el bol, manteniendo la cara a unos 30 cm del agua caliente. Colócate una toalla sobre la cabeza y la taza para atrapar el vapor. Tómate los descansos necesarios para evitar molestias.

5. **Inhale el vapor**: Cierra los ojos e inhala profundamente el vapor durante 5-10 minutos. Si lo utiliza, añada 1-2 gotas de aceite esencial al agua para darle un impulso adicional.

6. **Cuidados posteriores**: Después de la vaporización, beba un vaso de agua para mantenerse hidratado. También es posible que desee seguir con un enjuague nasal con solución salina para eliminar cualquier moco restante.

Las hierbas y los remedios naturales ofrecen una gran variedad de opciones para mejorar la salud respiratoria y aliviar los síntomas de las alergias y las afecciones respiratorias. Al incorporar hierbas como el tomillo, el gordolobo y el eucalipto a su rutina, puede mejorar de forma natural su función respiratoria y encontrar alivio a las molestias. Con la adición de prácticas sencillas como la inhalación de vapor de hierbas y los ajustes dietéticos, puede capacitarse para gestionar la salud respiratoria de forma holística. Adoptar estos enfoques naturales fomenta no sólo el bienestar físico, sino también una conexión más profunda con el poder curativo de las plantas.

Capítulo XI

Salud cardiaca y circulación

La salud del corazón es primordial para el bienestar general, ya que el corazón y el sistema circulatorio desempeñan funciones críticas en el suministro de oxígeno y nutrientes al organismo. Mantener un corazón sano puede prevenir enfermedades cardiovasculares, hipertensión y problemas de colesterol. En este capítulo exploraremos varias hierbas que favorecen la salud del corazón, favorecen la circulación y mejoran la función cardiovascular. Además, ofreceremos una receta de tintura de bayas de espino, famosa por sus propiedades beneficiosas para el corazón.

Hierbas para la salud del corazón, la tensión arterial y el colesterol

Se han identificado varias hierbas beneficiosas para promover la salud del corazón y controlar la presión arterial y los niveles de colesterol. He aquí algunas de las más eficaces:

1. **Espino** blanco - El espino blanco es bien conocido por sus propiedades para fortalecer el corazón. Ayuda a mejorar el flujo sanguíneo, bajar la presión arterial y reducir los síntomas de la insuficiencia cardiaca. Sus bayas, hojas y flores contienen antioxidantes que protegen el corazón del estrés oxidativo.

2. **Ajo** - El ajo ha sido elogiado durante mucho tiempo por sus beneficios cardiovasculares. Puede ayudar a bajar la tensión arterial, reducir los niveles de colesterol y mejorar la circulación. El compuesto activo alicina es responsable de muchos de los beneficios del ajo para la salud.

3. **Jengibre** - El jengibre es conocido por sus propiedades antiinflamatorias, que pueden beneficiar la salud del corazón. Puede ayudar a mejorar la circulación, reducir los niveles de colesterol y disminuir la presión arterial. Además, el jengibre puede facilitar la digestión y mejorar el bienestar general.

4. **Cúrcuma** - El ingrediente activo de la cúrcuma, la curcumina, tiene potentes efectos antiinflamatorios y antioxidantes. Puede ayudar a reducir la inflamación del sistema cardiovascular, mejorar la función endotelial y reducir los niveles de colesterol.

5. **Pimienta de Cayena** - La pimienta de Cayena contiene capsaicina, que puede ayudar a mejorar la circulación y mantener niveles saludables de presión arterial. Actúa como anticoagulante natural, ayudando a prevenir los coágulos sanguíneos y a mejorar la salud cardiovascular en general.

6. **Cardo mariano** - Aunque se conoce principalmente por sus propiedades hepatoprotectoras, el cardo mariano también puede tener efectos positivos sobre la salud del corazón. Ayuda a reducir los niveles de colesterol y tiene propiedades antioxidantes que protegen el corazón.

7. **Té** verde: rico en catequinas, se ha demostrado que el té verde favorece la salud del corazón al reducir el colesterol LDL y mejorar el funcionamiento de los vasos sanguíneos. Su consumo regular también puede ayudar a mantener un peso saludable.

Favorecer la circulación y la función cardiovascular

Mantener una circulación sana es esencial para una función cardiaca y una salud general óptimas. Además de los remedios a base de plantas, varias prácticas de estilo de vida pueden favorecer la circulación y la función cardiovascular:

1. **Ejercicio regular** - La actividad física fortalece el corazón, mejora la circulación y ayuda a mantener niveles saludables de presión arterial y colesterol. Intente realizar al menos 150 minutos de actividad aeróbica moderada a la semana.

2. **Dieta equilibrada** - Una dieta cardiosaludable rica en frutas, verduras, cereales integrales, proteínas magras y grasas saludables puede favorecer la salud cardiovascular. Los alimentos ricos en ácidos grasos omega-3, como los pescados grasos, las nueces y las semillas de lino, son especialmente beneficiosos.

3. **Hidratación** - Mantenerse bien hidratado ayuda a mantener el volumen sanguíneo y la circulación. Intenta beber mucha agua a lo largo del día, especialmente durante la actividad física.

4. **Gestión del estrés** - El estrés crónico puede afectar negativamente a la salud del corazón. Incorporar prácticas para reducir el estrés, como el yoga, la meditación y los ejercicios de respiración profunda, puede favorecer la función cardiovascular.

5. **Evitar el tabaco y limitar el alcohol** - El tabaquismo y el consumo excesivo de alcohol pueden contribuir a los problemas cardiovasculares. Dejar de fumar y limitar el consumo de alcohol puede mejorar significativamente la salud del corazón.

Receta: Tintura de bayas de espino para la salud del corazón

Las bayas de espino son un potente remedio para mejorar la salud del corazón y la circulación. Hacer una tintura permite la extracción concentrada de los compuestos beneficiosos que se encuentran en las bayas de espino, por lo que es fácil de incorporar a su rutina diaria.

Ingredientes:

- 1 taza de bayas de espino secas (o 1,5 tazas de bayas frescas)

- 2 tazas de alcohol de alta graduación (como vodka o brandy)

- Opcional: 1 cucharadita de hojas o flores secas de espino blanco para obtener beneficios adicionales

Instrucciones:

1. **Prepare el tarro**: En un tarro de cristal limpio, mezcla las bayas de espino seco (y las hojas o flores, si las usas).

2. **Añade el alcohol**: Vierte el alcohol de alta graduación sobre las bayas de espino hasta que queden completamente sumergidas. Deje un poco de espacio en la parte superior del tarro.

3. **Sellar y agitar**: Cierra bien el tarro y agítalo suavemente para mezclar los ingredientes.

4. **Período de infusión**: Coloque el tarro en un lugar fresco y oscuro durante 4-6 semanas. Agita suavemente el tarro cada pocos días para favorecer el proceso de extracción.

5. **Colar**: Después de 4-6 semanas, cuele la mezcla a través de un colador de malla fina o estopilla en una botella de vidrio limpia. Asegúrese de exprimir el exceso de líquido de las bayas de espino.

6. **Etiquetar y guardar**: Etiquete el frasco con la fecha y guárdelo en un lugar fresco y oscuro. La tintura debería durar varios años.

Dosificación:

- Tome de 1 a 2 goteros llenos de tintura de bayas de espino blanco de 1 a 3 veces al día, o según le recomiende un profesional sanitario. Puede tomarla directamente o mezclarla con agua o infusiones.

La salud del corazón es un aspecto vital del bienestar general, y la naturaleza proporciona una gran cantidad de remedios a base de hierbas para apoyar la función cardiovascular y la circulación. Incorporar hierbas como el espino blanco, el ajo y el jengibre a su rutina diaria puede ayudarle a mantener un corazón sano y a controlar la tensión arterial y los niveles de colesterol. Además, la adopción de un estilo de vida cardiosaludable puede mejorar aún más la salud cardiovascular. Si adopta medidas proactivas para cuidar de su corazón, podrá llevar una vida sana y llena de vitalidad. Aproveche el poder de las plantas y la sabiduría de los remedios naturales para cuidar su corazón y su bienestar general.

Capítulo 12

Potenciadores de energía y vitalidad

En nuestro acelerado mundo, mantener la energía y la vitalidad es esencial para la productividad y el bienestar general. Muchas personas luchan contra la fatiga, el estrés y la niebla mental, por lo que es crucial explorar soluciones naturales que puedan mejorar los niveles diarios de energía y resistencia. Este capítulo profundizará en los tónicos herbales que promueven la energía y la resistencia, destacará los adaptógenos que apoyan la resiliencia al estrés y la claridad mental, y proporcionará una deliciosa receta para un Elixir Energético de Ashwagandha y Maca.

Tónicos herbales para la energía y la resistencia diarias

Los tónicos a base de plantas pueden ser poderosos aliados para aumentar los niveles de energía y mejorar la resistencia física. He aquí algunas hierbas famosas por sus propiedades energizantes:

1. **Ginseng** - El ginseng, una de las hierbas adaptógenas más conocidas, es famoso por su capacidad para aumentar los niveles de energía, reducir la fatiga y mejorar el rendimiento físico. Tanto el ginseng asiático (Panax) como el americano tienen propiedades únicas que favorecen la vitalidad.

2. **Rhodiola Rosea** - La Rhodiola es un adaptógeno que ayuda al organismo a adaptarse al estrés y puede mejorar la resistencia y los niveles de energía. Es especialmente beneficiosa para mejorar el rendimiento físico y reducir la fatiga durante el ejercicio intenso.

3. Eleuthero **(Ginseng siberiano)** - El eleuthero se utiliza a menudo para combatir la fatiga y mejorar la resistencia. Puede mejorar la claridad mental y el rendimiento físico, por lo que es una excelente opción para los atletas y cualquier persona que necesite un impulso.

4. **Cordyceps** - Este hongo medicinal se ha utilizado tradicionalmente para aumentar la energía y la resistencia. Cordyceps puede mejorar la utilización de oxígeno en el cuerpo, por lo que es un favorito entre los atletas para mejorar el rendimiento.

5. **Té** verde - Además de ser rico en antioxidantes, el té verde contiene cafeína y L-teanina, que juntas proporcionan un impulso de energía equilibrado sin los nervios asociados a otras bebidas con cafeína. Es una excelente opción para mantener el estado de alerta durante todo el día.

6. **Remolacha** - La remolacha es una fuente natural de nitratos, que pueden mejorar el flujo sanguíneo y el aporte de oxígeno a los músculos. Beber zumo de remolacha antes de hacer ejercicio puede mejorar la resistencia y aumentar los niveles de energía.

Adaptógenos para la resistencia al estrés y la claridad mental

Los adaptógenos son hierbas que ayudan al organismo a adaptarse al estrés, favorecen el equilibrio y mejoran la claridad mental. La incorporación de adaptógenos a su rutina diaria puede influir significativamente en los niveles de energía y la función cognitiva. He aquí algunos potentes adaptógenos a tener en cuenta:

1. **Ashwagandha** - Conocida por su capacidad para reducir el estrés y la ansiedad, la ashwagandha también aumenta los niveles de energía y mejora la claridad mental. Puede aumentar el vigor y la resistencia, por lo que es una excelente opción para personas ocupadas.

2. **Albahaca** Santa **(Tulsi)** - La albahaca santa es venerada por sus efectos calmantes y su capacidad para mejorar la claridad mental. Ayuda a reducir el estrés y la ansiedad al tiempo que aumenta los niveles de energía, por lo que es un fantástico adaptógeno para el bienestar diario.

3. **Raíz de Maca** - La Maca es conocida por sus propiedades energizantes y su capacidad para aumentar el vigor y la resistencia. También es reconocida por equilibrar las hormonas y mejorar el estado de ánimo, por lo que es beneficiosa para la vitalidad en general.

4. **Gotu Kola** - Esta hierba es conocida por sus propiedades cognitivas, que favorecen la claridad mental y la concentración. La centella asiática se utiliza a menudo para favorecer la memoria y la concentración, por lo que es un excelente complemento para quienes desean aumentar la productividad.

5. **Schisandra** - Las bayas de Schisandra son conocidas por sus propiedades adaptógenas y su capacidad para mejorar el rendimiento físico y la claridad mental. Pueden ayudar al organismo a lidiar con el estrés a la vez que favorecen la energía y la resistencia.

Receta: Elixir energético de ashwagandha y maca

Este delicioso elixir energético combina las propiedades energizantes de la ashwagandha y la maca con otros ingredientes nutritivos para crear una bebida revitalizante que favorece la energía, la vitalidad y la resistencia al estrés.

Ingredientes:

- 1 cucharadita de polvo de ashwagandha

- 1 cucharadita de polvo de maca

- 1 cucharada de miel o sirope de arce (ajustar el dulzor)

- 1 taza de leche (o leche vegetal de su elección, como leche de almendras, avena o coco)

- 1/2 cucharadita de extracto de vainilla (opcional)

- Una pizca de canela (opcional)

- Hielo (opcional, para una bebida fría)

Instrucciones:

1. **Calentar la leche**: En un cazo pequeño, calentar suavemente la leche a fuego medio hasta que esté tibia (pero no hirviendo). Si prefiere un elixir frío, omita este paso.

2. **Mezclar los ingredientes**: En otro bol o batidora, mezcla la ashwagandha en polvo, la maca en polvo, la miel o sirope de arce, el extracto de vainilla y la canela. Añade un chorrito de leche caliente para crear una pasta homogénea.

3. **Mezclar**: Batir lentamente la pasta en la leche caliente hasta que esté totalmente incorporada. Si utiliza una batidora, bátala a velocidad baja hasta que quede suave y espumosa.

4. **Servir**: Verter el elixir en un vaso. Si lo desea, sírvalo sobre hielo para obtener una bebida refrescante.

5. **Disfrútalo**: Beba a sorbos y disfrute de este nutritivo elixir energético como estimulante a media mañana o por la tarde.

Incorporar tónicos herbales y adaptógenos a tu rutina diaria puede aumentar significativamente los niveles de energía, mejorar la resistencia y promover la claridad mental. Con potentes remedios naturales como el ginseng, la ashwagandha y la maca, puede fomentar la resistencia frente al estrés y la fatiga. Este enfoque holístico no sólo favorece su bienestar físico, sino que también nutre su salud mental y emocional. Al dar prioridad a la energía y la vitalidad a través de remedios herbales, usted se capacita para llevar una vida vibrante y plena. Adopte estas soluciones naturales y prospere en su viaje diario hacia el bienestar.

Capítulo 13

Fortalecer el sistema inmunitario

Un sistema inmunitario robusto es esencial para mantener la salud y el bienestar durante todo el año. Protege al organismo contra infecciones, virus y enfermedades, y desempeña un papel crucial en nuestro bienestar general. Este capítulo explora estrategias para fortalecer la inmunidad durante todo el año, enfoques herbales para la temporada de gripe y más allá, y una deliciosa receta de sidra de fuego, un tónico tradicional conocido por sus propiedades de refuerzo inmunológico.

Reforzar la inmunidad durante todo el año

Para mantener un sistema inmunitario fuerte, es importante adoptar un enfoque holístico que incluya opciones de estilo de vida, hábitos alimentarios y control del estrés. He aquí varias estrategias clave para mejorar la inmunidad durante todo el año:

1. **Nutrición equilibrada**: Consumir una dieta rica en frutas, verduras, cereales integrales, proteínas magras y grasas saludables proporciona vitaminas y minerales esenciales que favorecen la función inmunitaria. Los nutrientes clave incluyen:

   - **Vitamina C**: Presente en los cítricos, los pimientos y el brécol, ayuda a estimular la producción de glóbulos blancos.

   - **Vitamina** D: Importante para la regulación inmunitaria, la vitamina D puede obtenerse de la luz solar, los pescados grasos, los alimentos enriquecidos y los suplementos.

   - **Zinc**: Esencial para el desarrollo de las células inmunitarias, el zinc se encuentra en los frutos secos, las semillas, las legumbres y los cereales integrales.

2. **Ejercicio regular**: La actividad física mejora la circulación y favorece el funcionamiento eficaz de las células inmunitarias. Intente realizar al menos 150 minutos de actividad aeróbica moderada a la semana para mantener un sistema inmunitario fuerte.

3. **Sueño adecuado**: El sueño de calidad es crucial para la salud inmunitaria. Intenta dormir entre 7 y 9 horas de sueño reparador cada noche para ayudar al cuerpo a recuperarse y rejuvenecer.

4. **Hidratación**: Mantenerse bien hidratado contribuye al funcionamiento general del organismo, incluido el sistema inmunitario. Intenta beber mucha agua a lo largo del día.

5. **Gestión del estrés**: El estrés crónico puede debilitar el sistema inmunitario. Incorporar técnicas de reducción del estrés como la meditación, el yoga y los ejercicios de respiración profunda puede favorecer la salud inmunitaria.

6. **Evitar el tabaco y limitar el alcohol**: El tabaquismo y el consumo excesivo de alcohol pueden perjudicar la función inmunitaria. Dejar de fumar y moderar el consumo de alcohol puede mejorar mucho la salud general.

Estrategias a base de plantas para la temporada de gripe y después

Las hierbas se han utilizado durante mucho tiempo para reforzar el sistema inmunitario y proporcionar apoyo durante la temporada de gripe. He aquí algunas estrategias herbales eficaces:

1. **Saúco** - El saúco es muy conocido por sus propiedades antivirales y puede ayudar a reducir la duración y la gravedad de los síntomas de la gripe. El jarabe de saúco es un remedio popular para reforzar el sistema inmunitario durante la temporada de gripe y resfriados.

2. **Equinácea** - La equinácea, que suele utilizarse al inicio de la enfermedad, puede ayudar a estimular la respuesta inmunitaria y reducir la duración de los resfriados y la gripe. Está disponible en infusiones, tinturas y cápsulas.

3. **Astrágalo** - Esta hierba adaptógena es conocida por sus propiedades de refuerzo inmunitario. La raíz de astrágalo puede ayudar a proteger contra las infecciones y mejorar la resistencia general del organismo.

4. **Jengibre** - El jengibre tiene propiedades antiinflamatorias y antimicrobianas, por lo que es beneficioso para combatir las infecciones y favorecer la salud digestiva, que está estrechamente vinculada a la función inmunitaria.

5. **Cúrcuma** - Con sus potentes propiedades antiinflamatorias y antioxidantes, la cúrcuma puede favorecer la salud inmunitaria y ayudar al organismo a combatir la inflamación.

6. **Aceite de orégano** - Conocido por sus propiedades antimicrobianas, el aceite de orégano puede ayudar a combatir las infecciones. A menudo se utiliza como remedio natural para problemas respiratorios y otras infecciones.

Receta: Sidra de fuego para el apoyo inmunológico

La sidra de fuego es un tónico herbal tradicional elaborado con una mezcla de potentes ingredientes conocidos por sus propiedades inmunoestimulantes. Este elixir picante y ácido es fácil de preparar y puede tomarse a diario para mejorar la salud en general.

Ingredientes:

- 1 taza de vinagre de sidra de manzana (crudo, sin filtrar)

- 1 cebolla picada

- 10 dientes de ajo picados

- 1-2 cucharadas de jengibre rallado

- 1-2 cucharadas de rábano picante rallado (opcional para añadir picante)

- 1-2 jalapeños o chiles frescos, cortados en rodajas (al gusto)

- 1 cucharada de cúrcuma en polvo o cúrcuma fresca rallada

- 1 cucharada de miel (ajustar el dulzor)

- Opcional: Hierbas aromáticas adicionales como romero, tomillo u orégano para dar sabor

Instrucciones:

1. **Mezcle los ingredientes:** En un tarro tamaño cuarto de galón, mezcle la cebolla picada, el ajo picado, el jengibre rallado, el rábano picante (si lo utiliza), los jalapeños en rodajas, la cúrcuma y las hierbas opcionales.

2. **Añade el vinagre**: Vierte el vinagre de sidra de manzana sobre las hierbas hasta llenar el tarro. Cierra bien el tarro con una tapa.

3. **Período de infusión**: Coloque el tarro en un lugar fresco y oscuro durante al menos 2-4 semanas. Agite el tarro a diario para ayudar a infusionar los sabores y beneficios de los ingredientes.

4. **Colar y endulzar**: Después de 2-4 semanas, cuela la mezcla a través de un colador de malla fina o una estopilla en un tarro de cristal limpio. Presionar para extraer todo el líquido posible. Añada miel al gusto.

5. **Conservar**: Guarde la sidra de fuego en el frigorífico hasta un año.

Modo de empleo:

- Tome 1-2 cucharadas de sidra de fuego al día como medida preventiva durante la temporada de resfriados y gripe. Puedes tomarla sola, mezclada con agua tibia o añadida a aliños de ensalada para darle un toque picante.

Fortalecer el sistema inmunitario requiere un enfoque polifacético que incluya un estilo de vida sano, una nutrición adecuada y el uso de hierbas medicinales. Mediante la integración de estrategias como el mantenimiento de una dieta equilibrada, el ejercicio regular, el control del estrés y la utilización de hierbas como el saúco y la equinácea, puede mejorar significativamente las defensas naturales de su cuerpo contra la enfermedad. Con la adición de potentes tónicos como la sidra de fuego, puede reforzar su salud inmunológica y afrontar la temporada de resfriados y gripe con confianza. Adopte estas soluciones naturales para fortalecer su sistema inmunológico y promover una salud y vitalidad duraderas.

Capítulo 14

La desintoxicación es un proceso vital que ayuda al organismo a eliminar toxinas y mantener la salud general. Aunque el cuerpo tiene sus mecanismos naturales de desintoxicación, como el hígado, los riñones y el sistema digestivo, la incorporación de hierbas medicinales puede mejorar estos procesos. En este capítulo se explica cómo ayudar a estos órganos, se introducen hierbas limpiadoras suaves y se ofrece una receta nutritiva de Té desintoxicante de diente de león y raíz de bardana.

Apoyo al hígado, los riñones y el aparato digestivo

El hígado, los riñones y el tubo digestivo son órganos esenciales en el sistema de desintoxicación del organismo. Apoyar su salud puede mejorar la capacidad del cuerpo para eliminar toxinas de forma eficaz. He aquí algunas formas de apoyar a cada uno de estos órganos vitales:

1. **Apoyo al hígado**: El hígado es el órgano principal para la desintoxicación, el procesamiento de nutrientes y el filtrado de toxinas del torrente sanguíneo. Para apoyar la salud del hígado:

   o **Hidratación**: Bebe mucha agua para ayudar al hígado a eliminar toxinas.

   o **Dieta sana**: Incorpora alimentos ricos en antioxidantes y grasas saludables, como verduras de hoja verde, crucíferas, aguacates y frutos secos.

   o **Hierbas**: El cardo mariano, la raíz de diente de león y la alcachofa son excelentes hierbas para el apoyo del hígado, conocidas por su capacidad para promover la función hepática y proteger contra el daño.

2. **Apoyo a los riñones**: Los riñones filtran los desechos y el exceso de líquidos de la sangre. Para apoyar la salud renal:

   o **Hidratación**: Mantenerse bien hidratado es crucial para la función renal y ayuda a prevenir la formación de cálculos renales.

   o **Dieta equilibrada**: Céntrese en una dieta baja en sodio y rica en frutas y verduras para favorecer la salud renal.

o   **Hierbas**: La hoja de ortiga, el perejil y la raíz de malvavisco pueden favorecer la salud renal al favorecer la función urinaria y reducir la inflamación.

3. **Apoyo al tracto digestivo**: Un tracto digestivo saludable es esencial para una desintoxicación adecuada. Para apoyar la salud digestiva:

    o   **Alimentos ricos en fibra**: Incorpora la fibra de frutas, verduras y cereales integrales para favorecer los movimientos intestinales regulares y eliminar los desechos.

    o   **Probióticos**: Incluye alimentos fermentados como yogur, chucrut y kéfir para favorecer la salud intestinal y mejorar la digestión.

    o   **Hierbas**: El jengibre, la menta y el hinojo pueden favorecer la digestión y ayudar a aliviar la hinchazón y el malestar.

Hierbas depurativas suaves para un sistema sano

Las hierbas depurativas suaves pueden ayudar al organismo a desintoxicarse sin efectos secundarios agresivos. He aquí algunas hierbas eficaces para promover la desintoxicación:

1. **Diente de león** - La raíz y las hojas del diente de león son excelentes para favorecer la función hepática y promover la producción de bilis. También pueden actuar como diuréticos, ayudando a eliminar el exceso de líquido del organismo.

2. **Raíz de bardana** - La raíz de bardana es conocida por sus propiedades depurativas de la sangre. Ayuda a desintoxicar la sangre, favorece la función hepática y ayuda a la digestión, por lo que es una hierba excelente para la limpieza.

3. **Ortiga** - La hoja de ortiga es un diurético natural que favorece la función renal y ayuda a eliminar toxinas a través de la orina. También es rica en vitaminas y minerales, por lo que es una adición nutritiva a cualquier régimen de desintoxicación.

4. **Cardo mariano** - El compuesto activo del cardo mariano, la silimarina, protege el hígado de las toxinas y favorece su capacidad de regeneración. Se utiliza a menudo en programas de desintoxicación para apoyar la salud del hígado.

5. **Trébol** rojo - El trébol rojo se utiliza tradicionalmente como purificador de la sangre. Favorece la función linfática y puede ayudar a eliminar toxinas del organismo.

6. **Cilantro** - El cilantro es conocido por su capacidad para ayudar a eliminar metales pesados y otras toxinas del cuerpo. Se puede añadir a ensaladas, batidos o sopas para un impulso adicional de desintoxicación.

Este calmante té desintoxicante combina las propiedades depurativas del diente de león y la raíz de bardana, creando una bebida nutritiva que favorece la salud hepática y digestiva.

Ingredientes:

- 1 cucharada de raíz de diente de león seca (o 1-2 cucharaditas de raíz de diente de león fresca, picada)

- 1 cucharada de raíz de bardana seca (o 1-2 cucharaditas de raíz de bardana fresca, picada)

- 4 tazas de agua

- Opcional: Miel o limón al gusto

Instrucciones:

1. **Preparar las raíces**: Si utiliza raíces frescas de diente de león y bardana, lávelas y córtelas en trozos pequeños. Si utiliza hierbas secas, dosifíquelas.

2. **Hervir el agua**: En una cacerola, pon a hervir 4 tazas de agua.

3. **Añade las hierbas**: Cuando el agua esté hirviendo, añade las raíces de diente de león y bardana. Reduce el fuego y deja que la mezcla hierva a fuego lento durante 15-20 minutos.

4. **Cuela el té**: Después de hervir a fuego lento, retirar la cacerola del fuego y colar el té a través de un colador de malla fina o estopilla en una tetera o jarra.

5. **Endulzar (opcional)**: Añadir miel o limón al gusto, si se desea.

6. **Servir**: Disfrute del té caliente, o déjelo enfriar y sírvalo sobre hielo para un refrescante té helado de desintoxicación.

Nota: Beber este té de desintoxicación 1-2 veces al día, especialmente durante un régimen de desintoxicación, para apoyar a

los procesos naturales de limpieza de su organismo.

La desintoxicación es un aspecto esencial para mantener la salud y la vitalidad. Al apoyar el hígado, los riñones y el tracto digestivo, puede mejorar la capacidad de su cuerpo para eliminar toxinas con eficacia. La incorporación de hierbas depurativas suaves como el diente de león y la raíz de bardana puede favorecer el bienestar y la vitalidad general. Disfrutar de tisanas nutritivas, junto con un estilo de vida saludable, le permite adoptar la desintoxicación como un camino hacia una salud óptima. En integras estas prácticas en tu rutina, fomentarás un yo más sano y vibrante, listo para afrontar cada día con energía y claridad renovadas.

Capítulo 15

Hierbas para la claridad mental y la concentración

En nuestro mundo cada vez más acelerado, la claridad mental y la concentración son cruciales para la productividad, el aprendizaje y la salud cognitiva en general. Ciertas hierbas, conocidas como nootrópicos, pueden mejorar la función cerebral, la memoria y el rendimiento cognitivo. En este capítulo se analizan las hierbas nootrópicas eficaces para la salud cerebral, se ofrecen consejos para mejorar la concentración y la función cognitiva y se comparte una deliciosa receta de potenciador de la memoria de romero y ginkgo.

Hierbas nootrópicas para la salud cerebral y la memoria

Las hierbas nootrópicas se han utilizado durante siglos en diversas culturas para mejorar la función cognitiva y favorecer la salud del cerebro. Estas son algunas de las hierbas nootrópicas más eficaces:

1. **Ginkgo Biloba**: Conocido por su capacidad para mejorar la circulación sanguínea en el cerebro, el Ginkgo Biloba se utiliza a menudo para mejorar la memoria y la función cognitiva. También puede ayudar con los síntomas de ansiedad y depresión.

2. **Romero**: Tradicionalmente asociado a la mejora de la memoria, el romero tiene propiedades antioxidantes que pueden proteger las células cerebrales de los daños. Se ha demostrado que su aroma mejora la concentración y el recuerdo.

3. **Bacopa Monnieri**: Esta hierba es famosa por sus propiedades cognitivas. Se cree que la bacopa mejora la memoria, reduce la ansiedad y favorece la salud general del cerebro al promover la comunicación sináptica.

4. **Rhodiola Rosea**: Un adaptógeno conocido por su capacidad para combatir la fatiga y el estrés, la Rhodiola también tiene propiedades neuroprotectoras que pueden mejorar el rendimiento cognitivo, especialmente en situaciones de estrés.

5. **Panax Ginseng**: Se cree que este potente adaptógeno aumenta el rendimiento cognitivo, mejora la atención y reduce la fatiga mental. También puede favorecer la memoria y la salud general del cerebro.

6. **Seta Melena de León**: Este hongo medicinal es conocido por sus propiedades neuroprotectoras y su capacidad para estimular la producción del factor de crecimiento nervioso (NGF), esencial para el crecimiento y mantenimiento de las neuronas.

7. **Ashwagandha**: Conocida principalmente por sus propiedades para reducir el estrés, la ashwagandha también puede favorecer la función cognitiva y la memoria al reducir los niveles de cortisol y promover una sensación de calma.

8. **Gotu Kola**: Esta hierba se utiliza a menudo para mejorar la claridad mental y la concentración. Se cree que mejora la función cognitiva, la memoria y la capacidad de aprendizaje.

Recetas y consejos para mejorar la concentración y la función cognitiva

Incorporar hierbas nootrópicas a su rutina diaria puede mejorar significativamente la claridad mental y la concentración. Aquí tienes algunos consejos prácticos y recetas que te ayudarán a potenciar la función cognitiva:

1. **Infusiones de hierbas**: Prepare una mezcla de hierbas nootrópicas como romero, ginkgo y menta. Mézclalas en agua caliente durante 5-10 minutos para obtener un té refrescante que mejore la concentración.

2. **Potenciadores de batidos**: Añada formas en polvo de hierbas nootrópicas como Bacopa o Melena de León a su batido matutino para obtener una forma fácil y nutritiva de apoyar la salud cerebral.

3. **Alimentación consciente**: Incluya en su dieta alimentos que potencien el cerebro, como pescados grasos (ricos en ácidos grasos omega-3), arándanos (ricos en antioxidantes) y chocolate negro (contiene flavonoides). Combínelos con hierbas nootrópicas para aumentar sus beneficios.

4. **Hidratación**: Manténgase bien hidratado, ya que incluso una deshidratación leve puede perjudicar la función cognitiva. Infusiona tu agua con limón, pepino o hierbas como la menta y el romero para obtener una bebida refrescante que favorezca la concentración.

5. **Ejercicios de respiración**: Incorpore ejercicios de atención plena y respiración profunda a su rutina diaria. Estas prácticas pueden ayudar a reducir el estrés y mejorar la concentración, permitiendo que tu cerebro funcione al máximo.

Receta: Potenciador de memoria de romero y ginkgo

Esta vigorizante bebida combina las propiedades de mejora cognitiva del romero y el Ginkgo Biloba con otros ingredientes nutritivos para crear una deliciosa bebida potenciadora de la memoria.

Ingredientes:

- 1 cucharadita de romero seco (o 1 cucharada de romero fresco picado)
- 1 cucharadita de hojas secas de Ginkgo Biloba (o extracto de Ginkgo Biloba, ajustar la dosis según las instrucciones)
- 2 tazas de agua
- 1 cucharada de miel o sirope de arce (ajustar el dulzor)
- Zumo de 1 limón (opcional)
- Hielo (opcional, para una bebida refrescante)

Instrucciones:

1. **Hervir el agua**: En una cacerola, ponga a hervir 2 tazas de agua.
2. **Añada las hierbas**: Una vez hirviendo, añadir al agua el romero seco y las hojas de Ginkgo Biloba. Reduce el fuego y deja que la mezcla hierva a fuego lento durante unos 10 minutos.
3. **Colar el té**: Después de hervir a fuego lento, retirar del fuego y colar el líquido en un vaso o tetera utilizando un colador de malla fina.
4. **Endulzar (opcional)**: Añada miel o sirope de arce al gusto. También puedes añadir zumo de limón para darle un toque refrescante.
5. **Servir**: Disfrute de la bebida caliente, o déjela enfriar y sírvala con hielo para un refrescante refuerzo helado de la memoria.

Aumentar la claridad mental y la concentración mediante el uso de hierbas nootrópicas es una forma eficaz de mejorar la salud cognitiva y el bienestar general. Al incorporar hierbas como el Ginkgo Biloba y el romero a su rutina diaria, junto con prácticas de estilo de vida saludable como la alimentación consciente, la hidratación y la gestión del estrés, puede fomentar una mente más aguda y centrada. Adopte estas soluciones naturales para potenciar su función cognitiva y su memoria, permitiéndole afrontar los retos diarios con claridad y confianza. A medida que exploras los beneficios de los remedios herbales, te capacitas para liberar todo tu potencial mental.

Capítulo 16

Hierbas para una salud duradera

A medida que envejecemos, mantener la salud y la vitalidad es cada vez más importante. Las hierbas pueden desempeñar un papel fundamental en el fomento de la longevidad y el envejecimiento saludable. Este capítulo explorará las hierbas para la longevidad, los suplementos herbales para la salud ósea y articular, y una receta rejuvenecedora para un tónico herbal antienvejecimiento.

Hierbas para la longevidad y envejecer con gracia

Se ha demostrado que determinadas hierbas favorecen la salud a largo plazo y promueven un proceso de envejecimiento saludable. He aquí algunas hierbas clave asociadas a la longevidad:

1. **Cúrcuma**: La curcumina, el compuesto activo de la cúrcuma, tiene potentes propiedades antiinflamatorias y antioxidantes. Favorece la salud de las articulaciones, la salud cardiovascular y la función cerebral, por lo que es un gran aliado para envejecer con gracia.

2. **Ashwagandha**: Esta hierba adaptógena es conocida por su capacidad para reducir el estrés y promover el bienestar general. Puede favorecer la salud cognitiva, reducir la inflamación y ayudar a mantener los niveles de energía a medida que envejecemos.

3. **Ginseng**: Tanto el ginseng Panax como el ginseng americano son conocidos por sus propiedades energizantes. Favorecen la función inmunitaria, mejoran los niveles de energía y pueden potenciar la función cognitiva, todo lo cual contribuye a un envejecimiento saludable.

4. **Té verde**: Rico en antioxidantes, sobre todo catequinas, el té verde favorece la salud cardiovascular y puede proteger contra enfermedades crónicas. Sus propiedades antiinflamatorias también pueden favorecer la salud de la piel.

5. **Seta Reishi**: Conocido como el "hongo de la inmortalidad", el hongo reishi tiene propiedades que refuerzan el sistema inmunitario y reducen el estrés. Puede mejorar la vitalidad general y favorecer un envejecimiento saludable.

6. **Albahaca Santa (Tulsi)**: Esta hierba adaptógena ayuda a combatir el estrés y favorece el bienestar emocional. También tiene propiedades antiinflamatorias y antioxidantes que favorecen la longevidad.

7. **Ortiga**: La ortiga es rica en vitaminas y minerales que favorecen la salud general. Puede ayudar a mejorar la salud de las articulaciones, reducir la inflamación y mejorar la vitalidad de la piel.

Suplementos a base de plantas para la salud ósea y articular

Mantener la salud de huesos y articulaciones es crucial a medida que envejecemos. Varias hierbas pueden contribuir a la salud musculoesquelética:

1. **Cola de caballo**: Rica en sílice, la cola de caballo es conocida por fortalecer los huesos y los tejidos conectivos. Puede ayudar a mejorar la densidad ósea y la salud de las articulaciones.

2. **Boswellia**: la Boswellia serrata, también conocida como incienso indio, tiene propiedades antiinflamatorias que pueden ayudar a aliviar el dolor articular y mejorar la movilidad.

3. **Jengibre**: Conocido por sus propiedades antiinflamatorias, el jengibre puede ayudar a reducir el dolor y la rigidez de las articulaciones. Puede ser especialmente beneficioso para quienes padecen artritis.

4. **Corteza de sauce**: Utilizada tradicionalmente como analgésico natural, la corteza de sauce contiene salicina, que tiene propiedades similares a las de la aspirina. Puede ayudar a aliviar el dolor y la inflamación de las articulaciones.

5. **Cúrcuma**: Además de sus beneficios antiinflamatorios, la cúrcuma favorece la salud general de las articulaciones y puede ayudar a prevenir el deterioro del cartílago.

6. **Moringa**: Las hojas de moringa están repletas de calcio, magnesio y otros nutrientes que favorecen la salud ósea. Sus propiedades antiinflamatorias también contribuyen a la salud articular.

Receta: Tónico Antienvejecimiento

Este vigorizante Tónico Antienvejecimiento a base de plantas combina poderosas hierbas conocidas por su longevidad

beneficios. Es una bebida refrescante que contribuye a la vitalidad general y favorece un envejecimiento saludable.

Ingredientes:

- 1 cucharada de raíz de cúrcuma seca (o 1 cucharadita de cúrcuma en polvo)

- 1 cucharadita de raíz de jengibre seca (o 1/2 cucharadita de jengibre en polvo)

- 1 cucharada de flores secas de hibisco (opcional para dar sabor y color)

- 2 tazas de agua

- 1 cucharada de miel (ajustar el dulzor)

- Zumo de 1 limón

- Opcional: Hojas de menta fresca o albahaca para adornar

Instrucciones:

1. **Hervir el agua:** En un cazo, pon a hervir 2 tazas de agua.

2. **Añade los ingredientes:** Una vez hirviendo, añade la cúrcuma seca, el jengibre y las flores de hibisco. Reduzca el fuego y deje que la mezcla hierva a fuego lento durante unos 10-15 minutos.

3. **Colar la tónica:** Después de hervir a fuego lento, retirar del fuego y colar la mezcla en un vaso o tetera utilizando un colador de malla fina.

4. **Endulzar y añadir limón:** Añada miel al gusto y el zumo de un limón.

5. **Servir:** Disfrute de la tónica caliente, o déjela enfriar y sírvala sobre hielo para obtener una bebida refrescante. Adorne con hojas de menta fresca o albahaca si lo desea.

Incorporar hierbas a su rutina diaria puede tener un impacto significativo en la salud y el bienestar a largo plazo. Si aprovecha las propiedades curativas de hierbas como la cúrcuma, la ashwagandha y el ginseng, puede favorecer la longevidad y envejecer con gracia. Los suplementos a base de plantas también pueden desempeñar un papel vital en el mantenimiento de la salud de los huesos y las articulaciones, asegurando que permanezca activo y vibrante a medida que envejece. El Tónico Herbal Antienvejecimiento es una forma deliciosa de nutrir tu cuerpo y promover la vitalidad. Al cultivar estas hierbas te capacita para llevar una vida más sana y plena, celebrando las alegrías de cada etapa del envejecimiento con gracia y fortaleza.

Capítulo 17

El arte de mezclar hierbas

La mezcla de hierbas es a la vez un arte y una ciencia, que permite a las personas crear remedios personalizados que se adaptan a sus necesidades y preferencias de salud únicas. Este capítulo explorará cómo combinar eficazmente las hierbas para obtener el máximo efecto terapéutico, proporcionará orientación sobre la creación de mezclas personalizadas para los objetivos de salud personales y ofrecerá una receta para un cuaderno de trabajo de mezclas de hierbas personalizadas.

Cómo combinar hierbas para obtener el máximo efecto

La combinación de hierbas puede aumentar su eficacia, ya que muchas hierbas actúan de forma sinérgica para proporcionar mayores beneficios para la salud que si se toman solas. He aquí algunos principios fundamentales para combinar hierbas de forma eficaz:

1. **Conozca las propiedades de las hierbas**: Antes de mezclar, familiarícese con las propiedades de cada hierba. Ten en cuenta factores como el perfil de sabor, las acciones primarias (por ejemplo, antiinflamatorias, relajantes) y las posibles interacciones.

2. **Equilibrio de sabores y energías**: Busque un equilibrio de sabores (dulce, amargo, ácido, salado y picante) y energías (cálida, refrescante, humectante y secante) en su mezcla. Este equilibrio puede crear una experiencia herbal más agradable y eficaz.

3. **Efectos por capas**: Combine hierbas que traten diferentes aspectos del mismo problema de salud. Por ejemplo, si se trata de problemas digestivos, considera la posibilidad de combinar una hierba calmante como la menta con un estimulante digestivo como el jengibre.

4. **Empieza poco a poco**: Cuando crees una nueva mezcla, empieza con pequeñas cantidades de cada hierba para calibrar el sabor y la eficacia. Ajusta gradualmente las proporciones en función de tus preferencias personales y los efectos deseados.

5. **Controle los efectos**: Presta atención a cómo responde tu cuerpo a la mezcla. Lleve un diario para anotar cualquier cambio en los síntomas o sentimientos, lo que permite ajustes a la fórmula según sea necesario.

Creación de mezclas personalizadas para objetivos de salud personales

La creación de mezclas de hierbas personalizadas adaptadas a sus objetivos de salud específicos puede permitirle tomar el control de su viaje hacia el bienestar. He aquí un método paso a paso para elaborar mezclas de hierbas personalizadas:

1. **Identifique sus objetivos de salud**: Determine lo que quiere conseguir con su mezcla. Algunos objetivos comunes pueden ser aliviar el estrés, mejorar la digestión, aumentar la energía o reforzar el sistema inmunitario.

2. **Elija hierbas complementarias**: Seleccione hierbas que se alineen con sus objetivos. Por ejemplo:

   - **Alivio del estrés**: Considera hierbas como la manzanilla, la melisa y la ashwagandha.

   - **Apoyo digestivo**: Mira la menta, el jengibre y el hinojo.

   - **Aumento de energía**: Combina ginseng, rhodiola y té verde.

3. **Determina las proporciones**: Decide las proporciones de cada hierba en función de sus puntos fuertes y de tus preferencias. Un punto de partida común es utilizar 1 parte de la hierba principal (la más asociada con su objetivo) y ½ parte de cada una de las hierbas de apoyo.

4. **Prepara tu mezcla**: Tanto si preparas un té, una tintura o una mezcla en polvo, combina las hierbas elegidas en un recipiente limpio y seco. Etiqueta la mezcla con los ingredientes y la finalidad prevista.

5. **Pruebe y ajuste**: Después de utilizar su mezcla durante una o dos semanas, evalúe su eficacia. Ajuste las proporciones o añada/elimine hierbas en función de su experiencia.

Receta: Libro de ejercicios de mezclas de hierbas personalizadas

Crear un Libro de Trabajo Personalizado de Mezclas de Hierbas puede ayudarte a documentar tu viaje de mezclas de hierbas, hacer un seguimiento de tus objetivos de salud y perfeccionar tus recetas con el tiempo. A continuación te explicamos cómo crear tu cuaderno de trabajo:

Materiales necesarios:

- Cuaderno o carpeta en blanco con hojas sueltas

- Bolígrafos o rotuladores

- Separadores (opcional)

- Libros o recursos de referencia sobre las propiedades y usos de las hierbas.

Secciones del cuaderno de ejercicios:

1. **Perfiles de hierbas:**

   - Cree una sección para cada hierba. Incluya los siguientes datos:

     - Nombre de la hierba

     - Propiedades (por ejemplo, usos medicinales, perfil de sabor)

     - Métodos de preparación (por ejemplo, té, tintura, cápsulas)

     - Pautas de dosificación

     - Contraindicaciones y consideraciones de seguridad

2. **Recetas Blend:**

   - Dedique páginas a sus mezclas personalizadas. Incluidas:

     - Nombre de la mezcla y finalidad

     - Lista de hierbas y proporciones

     - Método de preparación

- Fecha de creación

- Notas personales sobre gustos y efectos

3. **Objetivos de salud**:

    o Cree una sección en la que describa sus objetivos en materia de salud y las mezclas asociadas a cada uno de ellos. Documenta los progresos, los retos y los éxitos.

4. **Reflexión y ajuste**:

    o Incluye páginas para la reflexión. Después de utilizar una mezcla, anota su eficacia, los efectos secundarios y los ajustes que quieras hacer para el futuro.

5. **Recursos**:

    o Mantenga una lista de recursos herbales de confianza, incluyendo libros, sitios web y herbolarios locales, para un mayor estudio e inspiración.

El arte de mezclar hierbas es una poderosa herramienta para el bienestar personal, que permite a las personas crear remedios personalizados que abordan objetivos de salud específicos. Comprendiendo las propiedades de las distintas hierbas, aprendiendo a equilibrar sus efectos y documentando tus experiencias con las mezclas en un Cuaderno de Trabajo de Mezclas Personalizadas de Hierbas, puedes mejorar tu práctica herbal y potenciar tu viaje hacia una salud óptima. Abraza la creatividad y la individualidad de las mezclas de hierbas y disfruta del proceso de descubrir las combinaciones perfectas para tus necesidades únicas.

Capítulo 18

Hierbas en la cocina: Hierbas culinarias para la salud

Las hierbas han sido un componente esencial de las tradiciones culinarias de todo el mundo, no sólo por su sabor sino también por sus impresionantes beneficios para la salud. Este capítulo explorará cómo incorporar hierbas culinarias en su cocina diaria para mejorar el bienestar, compartir recetas deliciosas y saludables que utilizan hierbas medicinales, y proporcionar una receta para un aceite de oliva con infusión de hierbas para aumentar la inmunidad.

Cocinar con hierbas para el bienestar diario

Incorporar hierbas a sus comidas es una forma sencilla pero eficaz de mejorar su salud. Muchas hierbas culinarias poseen propiedades medicinales que pueden mejorar el bienestar general. He aquí algunas hierbas culinarias populares y sus beneficios para la salud:

1. **Albahaca**: Conocida por sus propiedades antiinflamatorias y antibacterianas, la albahaca es rica en antioxidantes. También puede favorecer la digestión y ayudar a regular los niveles de azúcar en sangre.

2. **Orégano**: Esta sabrosa hierba está repleta de antioxidantes y tiene propiedades antimicrobianas. El orégano también favorece la salud respiratoria y refuerza el sistema inmunitario.

3. **Perejil**: hierba rica en nutrientes, el perejil es rico en vitaminas A, C y K, así como en ácido fólico. Favorece la función renal y facilita la digestión.

4. **Romero**: Rico en antioxidantes, el romero se ha relacionado con la mejora de la digestión, el aumento de la memoria y la reducción de la inflamación. Su uso tópico también puede contribuir a la salud capilar.

5. **Tomillo**: El tomillo tiene fuertes propiedades antibacterianas y se utiliza a menudo para ayudar a la salud respiratoria. También puede facilitar la digestión y reforzar el sistema inmunitario.

6. **Salvia**: Conocida por sus propiedades antiinflamatorias, la salvia puede ayudar a mejorar las funciones cognitivas.

    y favorece el equilibrio hormonal. También es excelente para la salud digestiva.

7. **Cilantro**: Rico en vitaminas y minerales, el cilantro puede ayudar a desintoxicar el cuerpo y

    reducir la inflamación. También se cree que favorece una digestión saludable.

8. **Menta**: Esta refrescante hierba ayuda a la digestión, puede aliviar los dolores de cabeza y tiene

    propiedades calmantes que pueden ayudar a aliviar el estrés.

Incorporar estas hierbas a su cocina diaria no sólo realza el sabor de sus platos, sino que también aporta una gran cantidad de nutrientes y beneficios para la salud.

Recetas deliciosas y saludables con hierbas medicinales

He aquí algunas recetas nutritivas y sabrosas que ponen de relieve los beneficios para la salud de las hierbas culinarias:

1. Ensalada de quinoa con

hierbas Ingredientes:

- 1 taza de quinoa, enjuagada

- 2 tazas de agua

- 1 taza de tomates cherry partidos por la mitad

- 1 pepino, cortado en dados

- 1/2 taza de queso feta (opcional)

- 1/4 taza de perejil fresco picado

- 1/4 taza de albahaca fresca picada

- 2 cucharadas de aceite de oliva

- Zumo de 1 limón

- Sal y pimienta al gusto

1. En una cacerola, llevar el agua a ebullición. Añadir la quinoa, bajar el fuego, tapar y cocer a fuego lento durante 15 minutos o hasta que se absorba el agua. Remover con un tenedor y dejar enfriar.

2. En un bol grande, mezclar la quinoa cocida, los tomates cherry, el pepino, el queso feta, el perejil y la albahaca.

3. En un bol pequeño, bata el aceite de oliva, el zumo de limón, la sal y la pimienta. Rocíe la ensalada y remuévala para mezclar.

4. Servir frío o a temperatura ambiente.

2. Mezcla de verduras asadas con hierbas

Ingredientes:

- 2 tazas de verduras variadas (p. ej., pimientos, calabacín, zanahorias y cebolla roja)
- 2 cucharadas de aceite de oliva
- 1 cucharadita de orégano seco
- 1 cucharadita de tomillo seco
- 1 cucharadita de ajo en polvo
- Sal y pimienta al gusto

Instrucciones:

1. Precalentar el horno a 220°C (425°F).

2. Mezcle las verduras con aceite de oliva, orégano, tomillo, ajo en polvo, sal y pimienta hasta que estén bien cubiertas.

3. Repartir las verduras uniformemente en una bandeja de horno.

4. Asar durante 25-30 minutos, o hasta que las verduras estén tiernas y ligeramente caramelizadas.

5. Servir caliente como guarnición.

Receta: Aceite de oliva con hierbas inmunoestimulantes

Este aceite de oliva aromatizado con hierbas combina las propiedades inmunitarias de varias hierbas culinarias, lo que lo convierte en un sabroso complemento para ensaladas, pasta y otros platos.

Ingredientes:

- 1 taza de aceite de oliva virgen extra

- 4 dientes de ajo machacados

- 1/4 de taza de hojas de orégano fresco (o 2 cucharadas de orégano seco)

- 1/4 de taza de hojas de tomillo fresco (o 2 cucharadas de tomillo seco)

- 1/4 taza de hojas de albahaca fresca (o 2 cucharadas de albahaca seca)

- 1/4 cucharadita de copos de pimiento rojo (opcional, para darle un toque picante)

Instrucciones:

1. En una cacerola pequeña, mezcle el aceite de oliva, el ajo machacado, el orégano, el tomillo, la albahaca y las hojuelas de pimiento rojo (si las utiliza).

2. Calentar la mezcla a fuego lento durante unos 15 minutos, dejando que los sabores se infusionen sin llegar a hervir.

3. Retirar del fuego y dejar enfriar.

4. Colar el aceite a través de un colador de malla fina o estopilla en una botella limpia y seca, desechando los sólidos.

5. Selle la botella y guárdela en un lugar fresco y oscuro. Utilícelo antes de un mes para obtener el mejor sabor.

Incorporar hierbas culinarias a su cocina no sólo realza el sabor de sus platos, sino que también contribuye a su salud y bienestar general. Utilizando hierbas como la albahaca, el orégano y el perejil, puede crear platos deliciosos que aportan beneficios medicinales. El Aceite de Oliva con Hierbas Inmunoestimulantes es una forma versátil y sabrosa de mejorar su cocina al tiempo que apoyar su sistema inmunitario. Abrace el arte de cocinar con hierbas y descubra cómo un estilo de vida a base de hierbas puede mejorar el bienestar y el disfrute de sus comidas diarias.

Capítulo 19

Cultivar y cosechar sus propias hierbas medicinales

Cultivar tus propias hierbas medicinales es una tarea gratificante que puede mejorar tu práctica herbal, proporcionarte ingredientes frescos para cocinar y ofrecerte una conexión más profunda con las propiedades curativas de las plantas. Este capítulo le guiará a través del proceso de creación de un jardín de hierbas, le dará consejos para cosechar, secar y almacenar hierbas, y le ofrecerá una guía paso a paso para conservar hierbas frescas.

Cómo empezar un huerto de hierbas aromáticas

Puede crear su propio huerto de hierbas aromáticas en una gran variedad de espacios, desde una parcela en el patio trasero hasta un

unas cuantas macetas en el alféizar de una ventana. He aquí cómo empezar:

1. **Elija la ubicación adecuada**

   - **Luz solar**: La mayoría de las hierbas aromáticas crecen a pleno sol y necesitan entre 6 y 8 horas diarias de luz solar directa. Busca un lugar soleado en tu jardín o balcón.

   - **Suelo**: Un suelo que drene bien es esencial para unas hierbas sanas. Puede mejorar el drenaje añadiendo compost o arena.

2. **Seleccione sus hierbas**

Elija una variedad de hierbas en función de sus intereses culinarios y medicinales. He aquí algunas opciones populares para principiantes:

- **Albahaca**

- **Orégano**

- **Tomillo**

- **Rosemary**

- **Menta**

- **Manzanilla**

- **Equinácea**

- **Caléndula**

3. Decidir el método de plantación

- **Semillas**: Siembra las hierbas aromáticas a partir de semillas en el interior o directamente en el jardín, según la hierba y el clima.

- **Trasplantes**: Compre plantas jóvenes en un vivero para obtener resultados más rápidos. Busque plantas sanas y robustas sin signos de enfermedad.

4. Plantar hierbas aromáticas

- Siga las instrucciones de plantación específicas de cada hierba en cuanto a profundidad y espaciado.

- En general, plante las semillas o los trasplantes en hileras o grupos, asegurando un espacio adecuado para el crecimiento.

5. Riego y cuidados

- Riegue las hierbas con regularidad, pero evite regarlas en exceso. La tierra debe mantenerse húmeda pero no empapada.

- Considere la posibilidad de utilizar abonos orgánicos para potenciar el crecimiento, especialmente durante la temporada de crecimiento.

6. Proteger su jardín

- Vigilar la aparición de plagas y enfermedades. Utilice métodos orgánicos de control de plagas si es necesario, como jabón insecticida o aceite de neem.

- La siembra en compañía puede ayudar a disuadir las plagas. Por ejemplo, plantar albahaca junto a tomates puede repeler a los pulgones.

Consejos para cosechar, secar y almacenar hierbas aromáticas

La recolección, el secado y el almacenamiento adecuados de las hierbas son cruciales para preservar sus propiedades medicinales.

propiedades y sabor. He aquí cómo hacerlo:

1. Cosecha de hierbas

- **El momento**: El mejor momento para cosechar es por la mañana, después de que el rocío se haya secado, pero antes de que el sol caliente demasiado. Así se conservan los aceites esenciales de las hierbas.

- **Técnica**: Utilice tijeras afiladas o tijeras de podar para cortar los tallos justo por encima del nudo de una hoja. De este modo se estimula el crecimiento. Para las hierbas de hoja, como la albahaca o el perejil, recorta las hojas de la parte superior de la planta.

2. Secado de hierbas

Secar hierbas es una forma eficaz de conservar su potencia. He aquí algunos métodos:

- **Secado al aire**: Agrupe los tallos y cuélguelos boca abajo en un lugar fresco, oscuro y seco con buena circulación de aire. Este método puede llevar de varios días a semanas, dependiendo de la humedad.

- **Deshidratador**: Utilice un deshidratador de alimentos a baja temperatura (95-115°F o 35-46°C). Coloca las hierbas en una sola capa y sécalas hasta que estén crujientes.

- **Secado al horno**: Coloque las hierbas en una bandeja para hornear en el horno a la temperatura más baja (alrededor de 180 °F o 82 °C). Mantén la puerta ligeramente entreabierta para que salga la humedad y compruébalo con frecuencia.

3. Conservación de hierbas secas

- Una vez secas, guarde las hierbas en recipientes herméticos, lejos de la luz, el calor y la humedad. Los tarros de cristal o los recipientes de color oscuro son ideales.

- Etiquete los recipientes con el nombre de la hierba y la fecha de secado. La mayoría de las hierbas secas conservan su potencia durante 1-3 años, dependiendo del tipo.

Guía paso a paso para conservar hierbas frescas

Si quieres conservar la frescura de tus hierbas en lugar de secarlas, aquí tienes algunos métodos eficaces:

1. Congelar hierbas frescas

- **Picar y congelar**: Pica finamente las hierbas frescas y colócalas en cubiteras. Rellene las bandejas con agua o aceite de oliva y congélelas. Una vez congelados, póngalos en una bolsa con cierre para utilizarlos más tarde en la cocina.

- **Congelación de hojas enteras**: Coloque las hojas enteras en una bandeja para hornear y congélelas hasta que se solidifiquen. Guárdelas en una bolsa con cierre. Este método funciona bien con hojas grandes como la albahaca y la menta.

2. Elaboración de pastas de hierbas

- Mezcle las hierbas frescas con un poco de aceite de oliva en un robot de cocina. Mézclelas hasta obtener una mezcla homogénea y pásela a una cubitera. Congelar y guardar en bolsas con cierre, utilizando los cubitos según sea necesario.

3. Aceites de infusión

- Infusione aceite de oliva con hierbas frescas para usos culinarios. Simplemente sumerja las hierbas limpias en aceite de oliva en un tarro y déjelo reposar en un lugar fresco y oscuro durante 1-2 semanas. Cuela las hierbas y guarda el aceite infusionado en un lugar fresco.

4. Infusiones de vinagre

- Al igual que con las infusiones de aceite, puedes crear un sabroso vinagre con hierbas. Sumerge hierbas frescas en vinagre (de sidra de manzana o de vino blanco) y déjalas reposar unas semanas. Cuélalo y guárdalo en una botella.

Cultivar y cosechar sus propias hierbas medicinales es una forma gratificante de conectar con la naturaleza y mejorar su salud y bienestar. Si empieza a cultivar su propio huerto, aprende las técnicas adecuadas para cosechar, secar y almacenar las hierbas, y domina los métodos de conservación, podrá disfrutar de los beneficios de las hierbas frescas durante todo el año. Disfrute de este de la medicina herbal y cultivar un aprecio más profundo por el poder curativo de las plantas en su vida diaria. Con un poco de cuidado y dedicación, tu huerto puede florecer, proporcionándote un suministro continuo de los remedios herbales más frescos y potentes al alcance de tu mano.

Capítulo 20

Remedios a base de plantas para toda la familia

Los remedios a base de plantas ofrecen un enfoque natural de la salud y el bienestar que puede beneficiar a todos los miembros de la familia, desde los niños y las mujeres embarazadas hasta las personas mayores y las mascotas. En este capítulo se exploran remedios seguros a base de plantas adaptados a grupos de edad y etapas de la vida específicos, se ofrecen opciones a base de plantas aptas para mascotas y se comparte una receta relajante de manzanilla calmante que pueden disfrutar tanto los niños como las mascotas.

Remedios seguros para niños, embarazadas y ancianos

1. Remedios a base de plantas para niños

Cuando se utilizan hierbas para los niños, es esencial elegir opciones suaves y seguras y tener en cuenta dosis adecuadas en función de la edad. He aquí algunas hierbas adecuadas para los niños y sus usos:

- **Manzanilla**: Conocida por sus propiedades calmantes, la manzanilla puede ayudar a conciliar el sueño y aliviar los problemas digestivos.

- **Jengibre**: Remedio seguro para las náuseas leves y las molestias digestivas, el jengibre puede administrarse en forma de té o jarabe.

- **Menta piperita**: Esta hierba puede aliviar los dolores de barriga y de cabeza. El té de menta es una opción refrescante para los niños mayores.

- **Equinácea**: Utilizada a menudo para reforzar el sistema inmunitario, la equinácea puede ayudar a los niños a recuperarse de los resfriados.

Pautas de dosificación:

- Para niños menores de 2 años: Utilizar los remedios a base de plantas únicamente bajo la supervisión de un profesional sanitario cualificado.

- Para niños de 2 a 12 años: Generalmente, una dosis de 1/4 a 1/2 de la dosis para adultos es adecuada, pero consulte siempre con un profesional sanitario para obtener recomendaciones específicas.

2. Remedios a base de plantas para embarazadas

El embarazo es una época en la que la precaución es vital. Muchas hierbas son seguras durante el embarazo, pero otras deben evitarse. He aquí algunas opciones seguras:

- **Jengibre**: A menudo se utiliza para aliviar las náuseas matutinas.

- **Menta piperita**: Puede ayudar con las náuseas y molestias digestivas.

- **Hoja de frambuesa**: Tradicionalmente utilizada para tonificar el útero y favorecer el parto.

- **Lavanda**: Conocida por sus efectos calmantes y puede utilizarse en aromaterapia para reducir la ansiedad.

Precaución: Consulte siempre con un profesional sanitario antes de utilizar cualquier remedio a base de plantas durante el embarazo, ya que algunas hierbas pueden tener contraindicaciones.

3. Remedios a base de plantas para personas mayores

Las personas mayores pueden beneficiarse de los remedios a base de hierbas, pero es importante tener en cuenta las interacciones con los medicamentos y las condiciones de salud. He aquí algunas hierbas que pueden ser seguras y eficaces:

- **Cúrcuma**: Conocida por sus propiedades antiinflamatorias, puede ayudar con el dolor articular y apoyar la salud en general.

- **Ginkgo Biloba**: A menudo se utiliza para apoyar la función cognitiva y mejorar la circulación.

- **Raíz de valeriana**: Puede ayudar con problemas de sueño y ansiedad.

- **Cardo mariano**: Favorece la salud del hígado, que puede ser crucial para las personas mayores.

Precaución: Las personas mayores deben consultar con un profesional sanitario antes de empezar a tomar nuevos remedios a base de plantas, especialmente si están tomando varios medicamentos.

Remedios herbales para mascotas

Las hierbas también pueden ser beneficiosas para nuestros amigos peludos, pero es importante utilizarlas con cuidado.

He aquí algunas hierbas seguras para los animales de compañía:

- **Manzanilla**: Calmante tanto para perros como para gatos; puede ayudar con la ansiedad y los problemas digestivos.

- **Jengibre**: Puede utilizarse para aliviar las náuseas y las molestias digestivas de los perros.

- **Cardo mariano**: Favorece la salud del hígado y es seguro tanto para perros como para gatos.

- **Menta piperita**: Puede ayudar a refrescar el aliento y calmar el malestar digestivo en perros (usar con moderación).

Precaución: Consulte siempre con un veterinario antes de administrar hierbas medicinales a los animales de compañía, ya que algunas hierbas pueden ser perjudiciales para ciertos animales.

Receta: Manzanilla calmante para niños y mascotas

Esta relajante receta de manzanilla es perfecta para ayudar a niños y mascotas a relajarse, especialmente antes de acostarse.

Ingredientes:

- 1 cucharada de flores secas de manzanilla (o 2 bolsitas de té de manzanilla)

- 2 tazas de agua hirviendo

- Miel (opcional, para niños mayores de 1 año)

- Una pizca de hojas de menta (opcional, para darle sabor)

Instrucciones:

1. **Prepare el té**:

   - Coloca las flores de manzanilla secas o las bolsitas de té en una tetera o un recipiente resistente al calor.

    o   Vierta agua hirviendo sobre la manzanilla y déjela reposar unos 10 minutos.

2. **Cuela el té**:

    o   Si utiliza flores sueltas, cuele el té en tazas. Si utiliza bolsitas de té, simplemente retírelas.

3. **Endulzar (opcional)**:

    o   Para niños mayores de 1 año, añadir miel al gusto. Evitar la miel en niños menores de 1 año por riesgo de botulismo.

4. **Sirve**:

    o   Deje que el té se enfríe a una temperatura segura antes de servirlo a niños o mascotas.

    o   Para las mascotas, sirve la infusión de manzanilla en un cuenco pequeño como bebida calmante.

5. **Almacenamiento**:

    o   Guarde el té sobrante en el frigorífico hasta 48 horas. Recalentar suavemente antes de servir.

Las hierbas medicinales pueden ser una forma segura y eficaz de promover la salud y el bienestar de toda la familia, incluidos los niños, las mujeres embarazadas, los ancianos e incluso las mascotas. Si sabes qué hierbas son adecuadas para cada grupo y las utilizas de forma responsable, podrás crear un kit de salud natural que favorezca el bienestar de todos. La receta de manzanilla calmante es sólo un ejemplo de cómo incorporar las hierbas medicinales a la vida diaria, fomentando una sensación de paz y relajación tanto para tus seres queridos como para tus amigos peludos. Aprovecha el poder de la fitoterapia y explora las muchas formas en que puede enriquecer la salud y la felicidad de tu familia.

Capítulo 21

500 remedios naturales para cada dolencia

1. Té de manzanilla

- **Indicaciones:** Ansiedad, insomnio, problemas digestivos.

- **Preparación:** Remojar 1-2 cucharaditas de flores secas de manzanilla en agua caliente durante 10 minutos. Colar y beber.

- **Beneficios:** Efectos calmantes, ayuda a dormir, ayuda a la digestión.

- **Seguridad:** Generalmente seguro, pero puede provocar reacciones alérgicas en las personas sensibles a la ambrosía.

2. Té de jengibre

- **Usos:** Náuseas, digestión, inflamación.

- **Preparación:** Cortar la raíz de jengibre fresco y remojar en agua hirviendo durante 10 minutos.

- **Beneficios:** Alivia las náuseas, favorece la digestión, propiedades antiinflamatorias.

- **Seguridad:** Las dosis altas pueden causar acidez; consulte a un médico si está embarazada.

3. Aceite de menta

- **Usos:** Dolores de cabeza, problemas digestivos, dolores musculares.

- **Preparación:** Diluir el aceite de menta con un aceite portador para uso tópico o inhalar directamente.

- **Beneficios:** Alivia los dolores de cabeza, ayuda a la digestión, tiene un efecto refrescante en los músculos doloridos.

- **Seguridad:** Evitar el contacto con los ojos; puede provocar reacciones alérgicas.

4. Cúrcuma

- **Indicaciones:** Inflamaciones, dolores articulares, problemas digestivos.

- **Preparación:** Añadir cúrcuma en polvo a las comidas o hacer una pasta con agua para uso tópico.

- **Beneficios:** Fuertes propiedades antiinflamatorias y antioxidantes.

- **Seguridad:** Las dosis altas pueden causar malestar estomacal; consulte a un médico si toma anticoagulantes.

5. Miel y limón

- **Indicaciones:** Tos, dolor de garganta, apoyo inmunológico.

- **Preparación:** Mezclar 1 cucharada de miel y el zumo de medio limón en agua tibia.

- **Beneficios:** Alivia la garganta, refuerza la función inmunitaria.

- **Seguridad:** No administrar miel a niños menores de 1 año.

6. Aceite de lavanda

- **Usos:** Ansiedad, insomnio, irritación de la piel.

- **Preparación:** Utilizar en difusor, diluir para uso tópico o añadir al agua del baño.

- **Beneficios:** Favorece la relajación, mejora la calidad del sueño, calmante para la piel.

- **Seguridad:** Generalmente seguro, pero puede causar irritación de la piel en algunos individuos.

7. Equinácea

- **Indicaciones:** Apoyo inmunológico, prevención del resfriado.

- **Preparación:** Utilizar en forma de tintura, té o cápsulas.

- **Beneficios:** Favorece la función inmunitaria, puede reducir la duración de los resfriados.

- **Seguridad:** Puede provocar reacciones alérgicas; evítese su uso prolongado.

8. Aloe Vera

- **Usos:** Quemaduras cutáneas, hidratación, problemas digestivos.

- **Preparación:** Aplicar el gel fresco directamente sobre la piel o consumirlo en forma de zumo.

- **Beneficios:** Cura heridas, alivia quemaduras, ayuda a la digestión.

- **Seguridad:** El consumo excesivo puede provocar diarrea.

9. **Vinagre de sidra de manzana**

- **Indicaciones:** Problemas digestivos, pérdida de peso, salud de la piel.

- **Preparación:** Mezclar 1-2 cucharadas en un vaso de agua.

- **Beneficios:** Favorece la digestión, equilibra el pH, puede ayudar a perder peso.

- **Seguridad:** Puede erosionar el esmalte dental; diluir siempre.

10. **Baños de avena**

- **Indicaciones:** Irritación cutánea, eczema, piel seca.

- **Preparación:** Triturar la avena hasta obtener un polvo fino y añadirlo al agua del baño.

- **Beneficios:** Calma el picor de la piel, hidrata.

- **Seguridad:** Generalmente seguro; asegúrese de que la avena esté finamente molida para evitar que se obstruyan los desagües.

11. **Canela**

- **Indicaciones:** Control del azúcar en sangre, salud digestiva.

- **Preparación:** Añadir a las comidas o bebidas; se puede preparar un té de canela remojando las ramitas en agua.

- **Beneficios:** Puede ayudar a reducir los niveles de azúcar en sangre, propiedades antibacterianas.

- **Seguridad:** La canela Cassia puede contener cumarina; utilice la canela de Ceilán para mayor seguridad.

12. **Ajo**

- **Indicaciones:** Apoyo inmunológico, salud del corazón.

- **Preparación:** Consumir crudo o añadir a las comidas; también se puede elaborar aceite de ajo.

- **Beneficios:** Propiedades antimicrobianas y cardiosaludables.

- **Seguridad:** Puede causar trastornos digestivos; puede interactuar con anticoagulantes.

13. **Té de tomillo**

- **Usos:** Tos, problemas respiratorios.

- **Preparación:** Remojar tomillo fresco o seco en agua caliente.

- **Beneficios:** Antiséptico, ayuda a aliviar la tos y los síntomas de la bronquitis.

- **Seguridad:** Generalmente seguro; grandes cantidades pueden causar malestar estomacal.

14. Semillas de hinojo

- **Indicaciones:** Salud digestiva, hinchazón, gases.

- **Preparación:** Masticar las semillas directamente o preparar una infusión.

- **Beneficios:** Alivia los gases, facilita la digestión.

- **Seguridad:** Generalmente seguro; un consumo excesivo puede provocar efectos hormonales.

15. Té verde

- **Indicaciones:** Antioxidante, estimulante del metabolismo.

- **Preparación:** Remojar las hojas o bolsitas de té verde en agua caliente.

- **Beneficios:** Alto contenido en antioxidantes, puede ayudar a perder peso.

- **Seguridad:** Alto contenido en cafeína; puede causar insomnio o malestar estomacal.

16. Toronjil

- **Indicaciones:** Ansiedad, problemas de sueño, problemas digestivos.

- **Preparación:** Preparar té con hojas frescas o secas.

- **Beneficios:** Efectos calmantes, ayuda a la digestión.

- **Seguridad:** Generalmente seguro; puede causar somnolencia.

17. Caldo de huesos

- **Indicaciones:** Salud intestinal, dolor articular.

- **Preparación:** Cocer a fuego lento los huesos con agua y vinagre durante 24 horas.

- **Beneficios:** Rico en colágeno y minerales, favorece la salud intestinal.

- **Seguridad:** Asegúrese de que los huesos proceden de animales sanos.

18. **Clavo**

    - **Usos:** Dolor de muelas, problemas digestivos.

    - **Preparación:** Utilícelo entero o molido en la cocina, o prepare una infusión de clavo.

    - **Beneficios:** Propiedades antisépticas, favorece la digestión.

    - **Seguridad:** Las dosis altas pueden causar daños en el hígado.

19. **Albahaca**

    - **Aplicaciones:** Ayuda digestiva, alivio del estrés.

    - **Preparación:** Utilizar fresco o seco en la cocina, o preparar té.

    - **Beneficios:** Antioxidante, puede ayudar a reducir el estrés.

    - **Seguridad:** Generalmente seguro; grandes cantidades pueden afectar a los niveles de azúcar en sangre.

20. **Cardo mariano**

    - **Indicaciones:** Salud hepática, desintoxicación.

    - **Preparación:** Tomar como suplemento o preparar un té con las semillas.

    - **Beneficios:** Favorece la función hepática, efectos antioxidantes.

    - **Seguridad:** Puede causar molestias gastrointestinales; consulte a un médico si toma medicación.

21. **Diente de león**

    - **Indicaciones:** Salud hepática, problemas digestivos.

    - **Preparación:** Utilizar las hojas en ensaladas, preparar las raíces en infusión.

    - **Beneficios:** Favorece la salud hepática y renal, ayuda a la digestión.

    - **Seguridad:** Puede provocar reacciones alérgicas; consulte a un médico si toma diuréticos.

22. **Hierba de San Juan**

- **Usos:** Depresión leve, ansiedad.

- **Preparación:** Tomar en infusión o como suplemento.

- **Beneficios:** Puede ayudar a mejorar el estado de ánimo y reducir la ansiedad.

- **Seguridad:** Puede interactuar con muchos medicamentos; consulte a un profesional sanitario.

23. Olmo resbaladizo

- **Indicaciones:** Problemas digestivos, dolor de garganta.

- **Preparación:** Mezclar el polvo con agua hasta formar una pasta o infusión.

- **Beneficios:** Calma las mucosas, facilita la digestión.

- **Seguridad:** Generalmente seguro; puede afectar a la absorción de medicamentos.

24. Ortiga

- **Usos:** Alergias, inflamaciones.

- **Preparación:** Preparar té con hojas frescas o secas.

- **Beneficios:** Antiinflamatorio, favorece la salud urinaria.

- **Seguridad:** Puede causar irritación cutánea; evitar en caso de alergia a plantas de la familia Urticaceae.

25. Cimicifuga racemosa

- **Indicaciones:** Síntomas de la menopausia.

- **Preparación:** Tomar como suplemento o infusión.

- **Beneficios:** Puede ayudar a aliviar los sofocos y los cambios de humor.

- **Seguridad:** Consulte a un profesional sanitario en caso de embarazo o lactancia.

26. Raíz de malvavisco

- **Indicaciones:** Tos, dolor de garganta, problemas digestivos.

- **Preparación:** Preparar té o infusión en miel.

- **Beneficios:** Calma las mucosas.

- **Seguridad:** Generalmente seguro; puede causar trastornos digestivos en grandes cantidades.

27. Zumo de arándanos

- **Indicaciones:** Infecciones del tracto urinario (ITU).

- **Preparación:** Beber zumo de arándanos puro sin azúcares añadidos.

- **Beneficios:** Evita que las bacterias se adhieran a las paredes del tracto urinario.

- **Seguridad:** Grandes cantidades pueden causar malestar estomacal; elíjalo sin azúcar.

28. Rosemary

- **Usos:** Mejora de la memoria, salud digestiva.

- **Preparación:** Utilizar fresco o seco en la cocina, o preparar té.

- **Beneficios:** Propiedades antioxidantes, puede mejorar la concentración.

- **Seguridad:** Generalmente seguro; altas dosis pueden causar convulsiones.

29. Vitamina D

- **Indicaciones:** Apoyo inmunológico, regulación del estado de ánimo.

- **Preparación:** Suplementación o exposición a la luz solar.

- **Beneficios:** Apoya la función inmune, estabilidad del estado de ánimo.

- **Seguridad:** Una ingesta excesiva puede provocar toxicidad; consulte a un médico para conocer la dosis adecuada.

30. Probióticos

- **Indicaciones:** Salud intestinal, apoyo inmunológico.

- **Preparación:** Consume alimentos fermentados como yogur, kéfir o toma suplementos.

- **Beneficios:** Favorece una flora intestinal sana, ayuda a la digestión.

- **Seguridad:** Generalmente seguro; puede causar hinchazón inicialmente.

31. Espino blanco

- **Usos:** Salud cardíaca, ansiedad.

- **Preparación:** Utilizar como tintura, té o suplemento.

- **Beneficios:** Favorece la función cardiovascular.

- **Seguridad:** Consulte a su médico si está tomando medicamentos para el corazón.

32. Raíz de regaliz

- **Indicaciones:** Dolor de garganta, salud digestiva.

- **Preparación:** Preparar té o utilizar en pastillas.

- **Beneficios:** Calmante para la garganta, puede ayudar a la digestión.

- **Seguridad:** El uso prolongado puede provocar hipertensión arterial; consulte a un médico si toma medicamentos.

33. Remolacha

- **Usos:** Tensión arterial, resistencia.

- **Preparación:** Consumir crudo, en zumo o cocinado.

- **Beneficios:** Favorece la salud cardiovascular, aumenta la resistencia.

- **Seguridad:** Puede causar beeturia (orina rosada); generalmente seguro.

34. Semillas de chía

- **Indicaciones:** Salud digestiva, control de peso.

- **Preparación:** Remojar en agua o añadir a batidos y productos horneados.

- **Beneficios:** Alto contenido en fibra y ácidos grasos omega-3, favorece la digestión.

- **Seguridad:** Puede causar molestias digestivas si se consume seco.

35. Aceite de coco

- **Indicaciones:** Salud de la piel, problemas digestivos.

- **Preparación:** Utilizar en la cocina o aplicar tópicamente.

- **Beneficios:** Propiedades antimicrobianas, hidratante para la piel.

- **Seguridad:** Alto contenido en grasas saturadas; utilizar con moderación.

36. Ashwagandha

- **Usos:** Estrés, ansiedad, fatiga.

- **Preparación:** Tomar en polvo o como suplemento.

- **Beneficios:** Adaptógeno, ayuda al organismo a gestionar el estrés.

- **Seguridad:** Puede causar molestias digestivas; consulte a un médico si toma medicamentos para la tiroides.

37. Cardamomo

- **Indicaciones:** Salud digestiva, problemas respiratorios.

- **Preparación:** Utilizar entero o molido en la cocina o en infusiones.

- **Beneficios:** Ayuda a la digestión, tiene propiedades antioxidantes.

- **Seguridad:** Generalmente seguro; un consumo excesivo puede causar molestias estomacales.

38. Salvia sclarea

- **Usos:** Equilibrio hormonal, alivio del estrés.

- **Preparación:** Utilizar el aceite esencial en difusor o diluido para uso tópico.

- **Beneficios:** Puede ayudar con las molestias menstruales y la ansiedad.

- **Seguridad:** Puede provocar reacciones alérgicas; evitar en caso de embarazo.

39. Ginseng

- **Usos:** Aumento de energía, alivio del estrés.

- **Preparación:** Preparar una infusión o tomar como suplemento.

- **Beneficios:** Aumenta la energía, puede mejorar la concentración.

- **Seguridad:** Puede interactuar con anticoagulantes; consulte a su médico.

40. Salvia

- **Indicaciones:** Salud digestiva, dolor de garganta.

- **Preparación:** Preparar té o utilizar en la cocina.

- **Beneficios:** Antimicrobiano, puede aliviar el dolor de garganta.

- **Seguridad:** Grandes cantidades pueden tener efectos tóxicos; consultar al médico en caso de embarazo.

41. Piel de naranja

- **Indicaciones:** Ayuda digestiva, apoyo inmunológico.

- **Preparación:** Utilizar la cáscara fresca en infusiones o para cocinar.

- **Beneficios:** Alto contenido en vitamina C, facilita la digestión.

- **Seguridad:** Lavar a fondo antes de usar para eliminar los pesticidas.

42. Moringa

- **Usos:** Aumento de nutrientes, inflamación.

- **Preparación:** Tomar en polvo en batidos o cápsulas.

- **Beneficios:** Alto contenido en vitaminas y minerales, propiedades antiinflamatorias.

- **Seguridad:** Consulte a un médico si está embarazada; puede reducir el azúcar en sangre.

43. Aceite esencial de tomillo

- **Usos:** Problemas respiratorios, infecciones.

- **Preparación:** Diluir para uso tópico o utilizar en difusor.

- **Beneficios:** Antimicrobiano, favorece la salud respiratoria.

- **Seguridad:** Puede irritar la piel si se utiliza sin diluir; evitar durante el embarazo.

44. Ginkgo Biloba

- **Aplicaciones:** Ayuda a la memoria, circulación.

- **Preparación:** Tomar como suplemento o infusión.

- **Beneficios:** Mejora la circulación, puede mejorar la función cognitiva.

- **Seguridad:** Puede interactuar con anticoagulantes; consulte a su médico.

45. Semillas de apio

- **Indicaciones:** Tensión arterial, inflamación.

- **Preparación:** Utilizar como especia o tomar como suplemento.

- **Beneficios:** Puede ayudar a bajar la tensión arterial.

- **Seguridad:** Puede provocar reacciones alérgicas; consultar al médico en caso de embarazo.

46. Semillas de calabaza

- **Indicaciones:** Salud de la próstata, digestión.

- **Preparación:** Consumir crudo o asado.

- **Beneficios:** Rico en zinc, favorece la salud de la próstata.

- **Seguridad:** Generalmente seguro; alto contenido calórico.

47. Trébol rojo

- **Indicaciones:** Síntomas de la menopausia, salud de la sangre.

- **Preparación:** Preparar una infusión o tomar como suplemento.

- **Beneficios:** Puede aliviar los sofocos y mejorar la circulación.

- **Seguridad:** Puede interactuar con anticoagulantes; consulte a su médico.

48. Spirulina

- **Usos:** Aporte de nutrientes, energía.

- **Preparación:** Tomar en polvo o en comprimidos.

- **Beneficios:** Alto contenido en proteínas y nutrientes, favorece la energía.

- **Seguridad:** Puede causar trastornos digestivos; asegúrese de que procede de aguas limpias.

49. Alholva

- **Indicaciones:** Ayuda digestiva, apoyo a la lactancia.

- **Preparación:** Utilizar las semillas en la cocina o tomar como suplemento.

- **Beneficios:** Puede mejorar la digestión y aumentar la producción de leche.

- **Seguridad:** Grandes cantidades pueden causar diarrea; consulte a un médico si está embarazada.

50. Hierbas beneficiosas para la tiroides (por ejemplo, algas)

- **Aplicaciones:** Salud tiroidea, metabolismo.

- **Preparación:** Utilizar en la cocina o tomar como suplemento.

- **Beneficios:** Fuente de yodo, favorece la función tiroidea.

- **Seguridad:** Un exceso de yodo puede provocar problemas de tiroides; consulte a un profesional sanitario.

51. Semillas de lino

- **Indicaciones:** Salud digestiva, salud cardiaca.

- **Preparación:** Consumir las semillas molidas en batidos, avena o yogur.

- **Beneficios:** Alto contenido en ácidos grasos omega-3 y fibra; ayuda a la digestión y a la salud del corazón.

- **Seguridad:** Puede causar molestias digestivas si se consume en grandes cantidades; beber mucha agua.

52. Té de hojas de frambuesa roja

- **Indicaciones:** Cólicos menstruales, ayuda en el embarazo.

- **Preparación:** Cocer las hojas secas en agua caliente durante 10 minutos.

- **Beneficios:** Alivia las molestias menstruales; puede ayudar a tonificar el útero durante el embarazo.

- **Seguridad:** Generalmente seguro; consultar al médico en caso de embarazo.

53. **Albahaca (Tulsi)**

- **Usos:** Alivio del estrés, apoyo inmunológico.

- **Preparación:** Preparar té con hojas frescas o secas.

- **Beneficios:** Adaptógeno que ayuda al organismo a gestionar el estrés; refuerza la inmunidad.

- **Seguridad:** Generalmente seguro; puede interactuar con anticoagulantes.

54. **Pasiflora**

- **Usos:** Ansiedad, insomnio.

- **Preparación:** Preparar un té con flores secas o tomarlo como suplemento.

- **Beneficios:** Efectos calmantes, favorece un mejor sueño.

- **Seguridad:** Puede causar somnolencia; evite manejar maquinaria después de su uso.

55. **Tomillo**

- **Usos:** Tos, salud respiratoria.

- **Preparación:** Hierve tomillo fresco o seco en agua caliente para preparar un té.

- **Beneficios:** Propiedades antisépticas y expectorantes; ayuda a aliviar la tos.

- **Seguridad:** Generalmente seguro; evite grandes cantidades si es alérgico a la familia Lamiaceae.

56. **Menta gatuna**

- **Usos:** Ansiedad, problemas digestivos.

- **Preparación:** Preparar té con las hojas secas.

- **Efectos beneficiosos:** Efectos calmantes; ayuda a la digestión.

- **Seguridad:** Generalmente seguro; puede causar somnolencia.

57. **Aceite de hígado de bacalao**

- **Indicaciones:** Salud articular, apoyo inmunitario.

- **Preparación:** Consumir en forma líquida o en cápsulas.

- **Beneficios:** Rico en ácidos grasos omega-3 y vitaminas A y D.

- **Seguridad:** Las dosis elevadas pueden provocar toxicidad por vitamina A; consulte a un profesional sanitario.

58. Gordolobo

- **Usos:** Salud respiratoria, tos.

- **Preparación:** Preparar té con hojas o flores secas.

- **Beneficios:** Calmante para la tos y problemas respiratorios.

- **Seguridad:** Generalmente seguro; evitar en caso de alergia a las plantas de la familia Scrophulariaceae.

59. Té de raíz de regaliz

- **Indicaciones:** Dolor de garganta, problemas digestivos.

- **Preparación:** Remojar la raíz seca de regaliz en agua caliente.

- **Beneficios:** Alivia la garganta; puede ayudar a la digestión.

- **Seguridad:** El uso prolongado puede causar hipertensión arterial; consulte a un médico si toma medicamentos.

60. Zumo de hierba de cebada

- **Usos:** Aumento de nutrientes, desintoxicación.

- **Preparación:** Haga zumo de la hierba de cebada fresca o tómela en polvo.

- **Beneficios:** Rico en vitaminas, minerales y antioxidantes; favorece la desintoxicación.

- **Seguridad:** Generalmente seguro; consulte a un profesional sanitario si toma anticoagulantes.

61. Raíz de bardana

- **Usos:** Purificación de la sangre, salud de la piel.

- **Preparación:** Prepare té con la raíz seca o utilícela en sopas.

- **Beneficios:** Ayuda a la función hepática y mejora la salud de la piel.

- **Seguridad:** Generalmente seguro; grandes cantidades pueden causar trastornos digestivos.

62. **Perifollo**

- **Indicaciones:** Ayuda digestiva, refuerzo nutritivo.

- **Preparación:** Utilizar fresco en ensaladas o como condimento.

- **Beneficios:** Favorece la digestión; rico en vitaminas.

- **Seguridad:** Generalmente seguro; puede causar reacciones alérgicas en algunos individuos.

63. **Bayas de enebro**

- **Indicaciones:** Salud digestiva, salud de las vías urinarias.

- **Preparación:** Utilizar las bayas enteras para cocinar o preparar un té.

- **Beneficios:** Ayuda a la digestión y puede favorecer la salud urinaria.

- **Seguridad:** No recomendado para mujeres embarazadas; un consumo excesivo puede irritar los riñones.

64. **Semilla de anís**

- **Indicaciones:** Problemas digestivos, salud respiratoria.

- **Preparación:** Prepare té con las semillas o utilícelo en la cocina.

- **Beneficios:** Alivia la hinchazón y los gases; calma la tos.

- **Seguridad:** Generalmente seguro; puede causar reacciones alérgicas en algunos individuos.

65. **Neem**

- **Indicaciones:** Salud de la piel, apoyo inmunológico.

- **Preparación:** Utiliza aceite de neem o prepara un té con las hojas.

- **Beneficios:** Propiedades antimicrobianas y antiinflamatorias; favorece la salud de la piel.

- **Seguridad:** Puede causar irritación cutánea; evítese en caso de alergia a la familia Meliaceae.

66. **Aceite de jojoba**

- **Aplicaciones:** Hidratación de la piel, cuidado del cabello.

- **Preparación:** Aplicar directamente sobre la piel o el cabello según sea necesario.

- **Beneficios:** Hidrata sin obstruir los poros; nutre el cabello.

- **Seguridad:** Generalmente seguro; puede causar reacciones alérgicas en algunos individuos.

67. Raíz de Maca

- **Indicaciones:** Aumento de energía, equilibrio hormonal.

- **Preparación:** Tomar en polvo en batidos o cápsulas.

- **Beneficios:** Aumenta la energía, puede mejorar el estado de ánimo y el equilibrio hormonal.

- **Seguridad:** Generalmente seguro; consultar al médico en caso de embarazo o lactancia.

68. Extracto de hoja de alcachofa

- **Indicaciones:** Salud digestiva, apoyo al colesterol.

- **Preparación:** Tomar como suplemento o extracto.

- **Beneficios:** Favorece la función hepática y ayuda a reducir los niveles de colesterol.

- **Seguridad:** Puede causar molestias digestivas; consulte a su médico si está tomando medicamentos.

69. Aceite de romero

- **Usos:** Mejora de la memoria, crecimiento del cabello.

- **Preparación:** Diluir para uso tópico o utilizar en difusor.

- **Beneficios:** Puede mejorar la memoria y favorecer el crecimiento del cabello.

- **Seguridad:** Puede causar irritación cutánea; evitar en caso de embarazo.

70. Baya de Schisandra

- **Usos:** Alivio del estrés, salud hepática.

- **Preparación:** Tomar como suplemento o infusión.

- **Beneficios:** Adaptógeno; favorece la función hepática y la resistencia al estrés.

- **Seguridad:** Generalmente seguro; consulte a un profesional sanitario si toma medicamentos para la tensión arterial.

71. **Raíz de muelle amarillo**

- **Indicaciones:** Salud digestiva, problemas de piel.

- **Preparación:** Preparar té con la raíz seca.

- **Beneficios:** Ayuda a la digestión; puede mejorar la salud de la piel.

- **Seguridad:** Generalmente seguro; un uso excesivo puede causar trastornos digestivos.

72. **Cilantro**

- **Usos:** Desintoxicación de metales pesados, digestión.

- **Preparación:** Utilizar fresco en ensaladas, batidos o para cocinar.

- **Beneficios:** Puede ayudar a eliminar metales pesados del organismo.

- **Seguridad:** Generalmente seguro; cantidades excesivas pueden causar trastornos digestivos.

73. **Algas marinas (Kombu, Nori)**

- **Usos:** Salud tiroidea, aumento de nutrientes.

- **Preparación:** Utilizar en sopas o ensaladas; disponible en hojas secas.

- **Beneficios:** Rico en yodo, favorece la función tiroidea.

- **Seguridad:** Un consumo excesivo puede provocar toxicidad por yodo; consulte a un profesional sanitario.

74. **Raíz de valeriana**

- **Usos:** Insomnio, ansiedad.

- **Preparación:** Preparar una infusión o tomar como suplemento.

- **Beneficios:** Efectos calmantes; favorece un mejor sueño.

- **Seguridad:** Puede causar somnolencia; evite manejar maquinaria después de su uso.

75. **Dulse**

- **Usos:** Aumento de nutrientes, salud tiroidea.

- **Preparación:** Utilizar copos secos en ensaladas o sopas.

- **Beneficios:** Rico en minerales, incluido el yodo; favorece la función tiroidea.

- **Seguridad:** Puede causar molestias digestivas; una ingesta excesiva puede provocar toxicidad por yodo.

76. Suplementos de colágeno

- **Aplicaciones:** Salud articular, elasticidad de la piel.

- **Preparación:** Consumir como polvo en bebidas o cápsulas.

- **Beneficios:** Favorece la salud de las articulaciones y mejora la elasticidad de la piel.

- **Seguridad:** Generalmente seguro; consulte a un profesional sanitario si es alérgico al marisco.

77. Lúpulo

- **Usos:** Ansiedad, insomnio.

- **Preparación:** Preparar una infusión o tomar como suplemento.

- **Beneficios:** Efectos calmantes; puede mejorar la calidad del sueño.

- **Seguridad:** Puede causar somnolencia; evite manejar maquinaria después de su uso.

78. Té de alholva

- **Indicaciones:** Apoyo a la lactancia, salud digestiva.

- **Preparación:** Remojar las semillas en agua caliente.

- **Beneficios:** Puede aumentar la producción de leche y favorecer la digestión.

- **Seguridad:** Generalmente seguro; grandes cantidades pueden causar diarrea.

79. Guanábana

- **Indicaciones:** Apoyo inmunológico, salud digestiva.

- **Preparación:** Consumir fruta fresca o beber zumo.

- **Beneficios:** Rico en antioxidantes; puede ayudar a reforzar la inmunidad.

- **Seguridad:** Consulte a un profesional sanitario en caso de embarazo o lactancia.

80. **Aceite de salvia sclarea**

- **Usos:** Equilibrio hormonal, alivio del estrés.

- **Preparación:** Utilizar diluido para aplicación tópica o en difusor.

- **Beneficios:** Puede aliviar las molestias menstruales y reducir la ansiedad.

- **Seguridad:** Puede causar irritación cutánea; evitar durante el embarazo.

81. **Té de hojas de bardana**

- **Aplicaciones:** Salud de la piel, desintoxicación.

- **Preparación:** Colar las hojas secas en agua caliente.

- **Beneficios:** Favorece la salud de la piel y la función hepática.

- **Seguridad:** Generalmente seguro; evitar grandes cantidades.

82. **Aceite de semillas negras (Nigella sativa)**

- **Indicaciones:** Apoyo inmunológico, inflamación.

- **Preparación:** Tomar como suplemento o utilizar en la cocina.

- **Beneficios:** Propiedades antiinflamatorias y antioxidantes.

- **Seguridad:** Generalmente seguro; puede interactuar con ciertos medicamentos.

83. **Té de trébol rojo**

- **Usos:** Equilibrio hormonal, salud de la piel.

- **Preparación:** Cocer las flores secas en agua caliente.

- **Beneficios:** Puede aliviar los síntomas de la menopausia; favorece la salud de la piel.

- **Seguridad:** Puede interactuar con anticoagulantes; consulte a su médico.

84. **Té de jengibre**

- **Usos:** Náuseas, salud digestiva.

- **Preparación:** Remojar rodajas de jengibre fresco en agua caliente.

- **Beneficios:** Alivia las náuseas y facilita la digestión.

- **Seguridad:** Generalmente seguro; puede causar acidez en algunos individuos.

85. Toronjil

- **Indicaciones:** Ansiedad, problemas digestivos.

- **Preparación:** Preparar té con hojas frescas o secas.

- **Beneficios:** Efectos calmantes; favorece la digestión.

- **Seguridad:** Generalmente seguro; puede causar reacciones alérgicas en algunos individuos.

86. Ortiga

- **Indicaciones:** Alergias, salud articular.

- **Preparación:** Prepare té con las hojas secas o utilícelo en sopas.

- **Beneficios:** Puede aliviar los síntomas de la alergia; favorece la salud de las articulaciones.

- **Seguridad:** Generalmente seguro; puede causar irritación de la piel si se manipula fresco.

87. Kava Kava

- **Usos:** Ansiedad, relajación.

- **Preparación:** Preparar un té de la raíz o tomarlo como suplemento.

- **Beneficios:** Efectos calmantes; favorece la relajación y el alivio del estrés.

- **Seguridad:** Puede causar daños en el hígado con un uso excesivo; consulte a un profesional sanitario.

88. Astrágalo

- **Aplicaciones:** Apoyo inmunológico, resistencia al estrés.

- **Preparación:** Preparar una infusión con la raíz seca o tomar como suplemento.

- **Beneficios:** Refuerza la función inmunitaria; favorece la resistencia al estrés.

- **Seguridad:** Generalmente seguro; consulte a un profesional sanitario si toma inmunosupresores.

89. Manzanilla

- **Indicaciones:** Ayuda para dormir, problemas digestivos.

- **Preparación:** Preparar té con flores secas.

- **Beneficios:** Efectos calmantes; ayuda a la digestión y favorece el sueño.

- **Seguridad:** Puede provocar reacciones alérgicas; evítese en caso de alergia a la familia Asteraceae.

90. Diente de león

- **Indicaciones:** Salud digestiva, apoyo hepático.

- **Preparación:** Preparar té con las hojas o las raíces.

- **Beneficios:** Favorece la función hepática; ayuda a la digestión.

- **Seguridad:** Generalmente seguro; evitar en caso de alergia a plantas afines.

91. Arjuna (Terminalia arjuna)

- **Usos:** Salud cardiaca, tensión arterial.

- **Preparación:** Tomar como suplemento o infusión.

- **Beneficios:** Favorece la salud cardiovascular; puede ayudar a reducir la presión arterial.

- **Seguridad:** Generalmente seguro; consulte a un profesional sanitario si toma medicamentos para la tensión arterial.

92. Extracto de semilla de uva

- **Indicaciones:** Apoyo antioxidante, salud del corazón.

- **Preparación:** Tomar como suplemento.

- **Beneficios:** Rico en antioxidantes; favorece la salud cardiovascular.

- **Seguridad:** Generalmente seguro; puede interactuar con ciertos medicamentos.

93. Raíz de maca en polvo

- **Usos:** Equilibrio hormonal, energía.

- **Preparación:** Añadir a batidos, avena o productos horneados.

- **Beneficios:** Puede aumentar la energía y equilibrar las hormonas.

- **Seguridad:** Generalmente seguro; consultar al médico en caso de embarazo.

94. Semillas de alcaravea

- **Indicaciones:** Problemas digestivos, salud respiratoria.

- **Preparación:** Utilizar en la cocina o preparar té.

- **Beneficios:** Ayuda a la digestión; puede aliviar problemas respiratorios.

- **Seguridad:** Generalmente seguro; cantidades excesivas pueden causar trastornos digestivos.

95. Pepino

- **Usos:** Hidratación, salud de la piel.

- **Preparación:** Consumir crudo en ensaladas o zumos.

- **Beneficios:** Hidratante y rico en antioxidantes; favorece la salud de la piel.

- **Seguridad:** Generalmente seguro; lavar a fondo para eliminar los pesticidas.

96. Cápsulas de raíz de regaliz

- **Indicaciones:** Salud digestiva, problemas respiratorios.

- **Preparación:** Tomar según las indicaciones de la etiqueta.

- **Beneficios:** Calma el tracto digestivo; puede aliviar la tos.

- **Seguridad:** El uso prolongado puede provocar hipertensión arterial; consulte a un médico.

97. Aceite de nuez de macadamia

- **Aplicaciones:** Hidratación de la piel, cuidado del cabello.

- **Preparación:** Aplicar tópicamente o utilizar en la cocina.

- **Beneficios:** Rico en ácidos grasos; hidrata la piel y el cabello.

- **Seguridad:** Generalmente seguro; alto contenido calórico.

98. Aceite de orégano

- **Usos:** Antimicrobiano, salud respiratoria.

- **Preparación:** Utilizar diluido para aplicación tópica o en difusor.

- **Beneficios:** Propiedades antibacterianas y antivirales; favorece la salud respiratoria.

- **Seguridad:** Puede irritar la piel si se utiliza sin diluir; consulte a un profesional sanitario.

99. Flor de saúco

- **Indicaciones:** Apoyo inmunológico, salud respiratoria.

- **Preparación:** Preparar té con flores secas.

- **Beneficios:** Puede ayudar a reducir los síntomas del resfriado; refuerza la inmunidad.

- **Seguridad:** Generalmente seguro; evitar en caso de alergia a plantas afines.

100. Milenrama

- **Aplicaciones:** Curación de heridas, salud digestiva.

- **Preparación:** Preparar una infusión o aplicar hojas machacadas sobre las heridas.

- **Beneficios:** Favorece la cicatrización de heridas; favorece la digestión.

- **Seguridad:** Puede provocar reacciones alérgicas; evitar en caso de embarazo.

101. Aloe Vera

- **Usos:** Quemaduras cutáneas, salud digestiva.

- **Preparación:** Aplicar gel directamente de la hoja o consumir zumo.

- **Beneficios:** Alivia las quemaduras y favorece la cicatrización de la piel; puede ayudar a la digestión.

- **Seguridad:** Generalmente seguro; puede causar diarrea si se toma en grandes cantidades.

102. Ashwagandha

- **Usos:** Alivio del estrés, aumento de energía.

- **Preparación:** Tomar en polvo, cápsulas o tintura.

- **Beneficios:** Adaptógeno que reduce el estrés y aumenta la energía.

- **Seguridad:** Generalmente seguro; consultar al médico en caso de embarazo.

103. Cimicifuga racemosa

- **Indicaciones:** Síntomas de la menopausia, dolores menstruales.

- **Preparación:** Tomar como suplemento o infusión.

- **Beneficios:** Puede aliviar los sofocos y las molestias menstruales.

- **Seguridad:** Consulte a su médico si está en terapia hormonal; puede causar problemas hepáticos en casos raros.

104. Moringa

- **Indicaciones:** Apoyo nutricional, refuerzo energético.

- **Preparación:** Consumir en polvo en batidos o cápsulas.

- **Beneficios:** Rico en vitaminas y minerales; aumenta los niveles de energía.

- **Seguridad:** Generalmente seguro; grandes cantidades pueden causar trastornos digestivos.

105. Nibs de cacao

- **Usos:** Mejora del estado de ánimo, salud del corazón.

- **Preparación:** Añadir a batidos, avena o comer crudo.

- **Beneficios:** Rico en antioxidantes; puede mejorar el estado de ánimo y la salud del corazón.

- **Seguridad:** Generalmente seguro; un consumo excesivo puede provocar efectos secundarios relacionados con la cafeína.

106. Orégano

- **Usos:** Antimicrobiano, salud respiratoria.

- **Preparación:** Utilizar fresco o seco en la cocina o hacer té.

- **Beneficios:** Propiedades antibacterianas y antifúngicas; puede aliviar problemas respiratorios.

- **Seguridad:** Generalmente seguro; grandes cantidades pueden causar molestias gastrointestinales.

107. Semillas de alholva

- **Indicaciones:** Apoyo a la lactancia, regulación del azúcar en sangre.

- **Preparación:** Remojar las semillas toda la noche, molerlas y añadirlas a la comida o preparar un té.

- **Beneficios:** Puede ayudar a aumentar la producción de leche y regular los niveles de azúcar en sangre.

- **Seguridad:** Generalmente seguro; consultar al médico en caso de embarazo.

108. Arándano

- **Usos:** Salud ocular, circulación.

- **Preparación:** Tomar como suplemento o consumir bayas frescas.

- **Beneficios:** Rico en antioxidantes; favorece la salud ocular y mejora la circulación.

- **Seguridad:** Generalmente seguro; grandes cantidades pueden causar trastornos digestivos.

109. Ginseng

- **Usos:** Energía, función cognitiva.

- **Preparación:** Preparar un té con la raíz o tomarlo como suplemento.

- **Beneficios:** Aumenta la energía y puede mejorar la función cognitiva.

- **Seguridad:** Generalmente seguro; evitar grandes dosis; puede interactuar con anticoagulantes.

110. Ginkgo Biloba

- **Usos:** Mejora de la memoria, circulación.

- **Preparación:** Tomar como suplemento o infusión.

- **Beneficios:** Puede mejorar la memoria y aumentar el flujo sanguíneo.

- **Seguridad:** Generalmente seguro; puede causar molestias digestivas; consulte a un profesional sanitario si toma anticoagulantes.

111. Canela

- **Indicaciones:** Regulación del azúcar en sangre, salud digestiva.

- **Preparación:** Utiliza canela molida para cocinar o preparar té.

- **Beneficios:** Puede ayudar a reducir los niveles de azúcar en sangre y mejorar la digestión.

- **Seguridad:** Generalmente seguro; cantidades excesivas pueden causar problemas hepáticos.

112. Nuez moscada

- **Indicaciones:** Salud digestiva, ayuda para dormir.

- **Preparación:** Utilizar molido en la cocina o preparar té.

- **Beneficios:** Ayuda a la digestión y favorece la relajación.

- **Seguridad:** Generalmente seguro en cantidades culinarias; el uso excesivo puede causar alucinaciones o toxicidad.

113. Aceite de coco

- **Aplicaciones:** Hidratación de la piel, cuidado del cabello.

- **Preparación:** Aplicar tópicamente o utilizar en la cocina.

- **Beneficios:** Hidrata la piel y el cabello; contiene propiedades antibacterianas.

- **Seguridad:** Generalmente seguro; alto contenido en grasas saturadas; utilizar con moderación.

114. Col

- **Usos:** Salud digestiva, salud de la piel.

- **Preparación:** Consumir crudo en ensaladas o zumos.

- **Beneficios:** Rico en vitaminas y fibra; favorece la salud intestinal.

- **Seguridad:** Generalmente seguro; un consumo excesivo puede provocar gases.

115. Calabaza

- **Usos:** Salud digestiva, salud de la piel.

- **Preparación:** Asado, al vapor o en puré.

- **Beneficios:** Alto contenido en fibra y antioxidantes; favorece la salud de la piel y la digestión.

- **Seguridad:** Generalmente seguro; consultar al médico en caso de alergia.

116. Raíz de malvavisco

- **Indicaciones:** Dolor de garganta, salud digestiva.

- **Preparación:** Preparar té con la raíz seca.

- **Beneficios:** Alivia la garganta y puede ayudar en problemas digestivos.

- **Seguridad:** Generalmente seguro; grandes cantidades pueden causar trastornos digestivos.

117. Higo chumbo

- **Indicaciones:** Regulación del azúcar en sangre, salud digestiva.

- **Preparación:** Consumir crudas o en zumo las almohadillas y la fruta.

- **Beneficios:** Alto contenido en fibra; puede ayudar a regular los niveles de azúcar en sangre.

- **Seguridad:** Generalmente seguro; puede causar trastornos digestivos en algunos individuos.

118. Hierba limón

- **Usos:** Salud digestiva, alivio del estrés.

- **Preparación:** Preparar té con hojas frescas o secas.

- **Beneficios:** Favorece la digestión y tiene efectos calmantes.

- **Seguridad:** Generalmente seguro; cantidades excesivas pueden causar trastornos digestivos.

119. Aceite de tomillo

- **Usos:** Antimicrobiano, salud respiratoria.

- **Preparación:** Diluir para uso tópico o difusión.

- **Beneficios:** Propiedades antibacterianas; favorece la función respiratoria.

- **Seguridad:** Puede causar irritación cutánea si se utiliza sin diluir; evitar durante el embarazo.

120. Semillas de chía

- **Indicaciones:** Salud digestiva, aumento de energía.

- **Preparación:** Remojar en agua o añadir a batidos y avena.

- **Beneficios:** Alto contenido en omega-3 y fibra; favorece la saciedad y la salud digestiva.

- **Seguridad:** Generalmente seguro; aumentar la ingesta gradualmente para evitar trastornos digestivos.

121. Café de raíz de diente de león

- **Indicaciones:** Salud hepática, apoyo digestivo.

- **Preparación:** Tostar las raíces secas y preparar como café.

- **Beneficios:** Favorece la función hepática y ayuda a la digestión.

- **Seguridad:** Generalmente seguro; un consumo excesivo puede causar trastornos digestivos.

122. Té verde

- **Indicaciones:** Apoyo antioxidante, refuerzo del metabolismo.

- **Preparación:** Preparar té con las hojas o consumir como extracto.

- **Beneficios:** Rico en antioxidantes; puede ayudar a perder peso y estimular el metabolismo.

- **Seguridad:** Generalmente seguro; un exceso de cafeína puede provocar insomnio o nerviosismo.

123. Azafrán

- **Indicaciones:** Mejora del estado de ánimo, apoyo menstrual.

- **Preparación:** Remojar las hebras en agua tibia o leche.

- **Beneficios:** Puede mejorar el estado de ánimo y aliviar los síntomas menstruales.

- **Seguridad:** Generalmente seguro; cantidades excesivas pueden ser tóxicas.

124. Hierba de trigo

- **Usos:** Aumento de nutrientes, desintoxicación.

- **Preparación:** Haz zumo de la hierba de trigo fresca o consúmela en polvo.

- **Beneficios:** Rico en vitaminas y minerales; favorece la desintoxicación.

- **Seguridad:** Generalmente seguro; puede causar náuseas en algunos individuos.

125. Trébol rojo

- **Usos:** Equilibrio hormonal, salud de la piel.

- **Preparación:** Preparar té con flores secas.

- **Beneficios:** Puede aliviar los síntomas de la menopausia y mejorar la salud de la piel.

- **Seguridad:** Generalmente seguro; puede interactuar con anticoagulantes.

126. Ajo negro

- **Indicaciones:** Apoyo inmunológico, salud cardiovascular.

- **Preparación:** Consumir crudo o añadir a los platos.

- **Beneficios:** Rico en antioxidantes; puede favorecer la salud del corazón.

- **Seguridad:** Generalmente seguro; un consumo excesivo puede causar trastornos digestivos.

127. Kelp

- **Usos:** Salud tiroidea, aumento de nutrientes.

- **Preparación:** Utilizar copos secos en la cocina o tomar como suplemento.

- **Beneficios:** Alto contenido en yodo; favorece la función tiroidea.

- **Seguridad:** Una ingesta excesiva puede provocar toxicidad por yodo; consulte a un profesional sanitario.

128. Quinoa

- **Indicaciones:** Apoyo nutricional, salud digestiva.

- **Preparación:** Cocer como un grano en agua.

- **Beneficios:** Alto contenido en proteínas y fibra; favorece la salud digestiva.

- **Seguridad:** Generalmente seguro; lavar a fondo para eliminar las saponinas.

129. Extracto de lúpulo

- **Usos:** Ansiedad, somnífero.

- **Preparación:** Tomar como suplemento o infusión.

- **Beneficios:** Favorece la relajación y una mejor calidad del sueño.

- **Seguridad:** Puede causar somnolencia; evite manejar maquinaria después de su uso.

130. Rosa mosqueta

- **Usos:** Salud de la piel, salud de las articulaciones.

- **Preparación:** Preparar un té o consumir como suplemento.

- **Beneficios:** Alto contenido en vitamina C; favorece la salud de la piel y las articulaciones.

- **Seguridad:** Generalmente seguro; cantidades excesivas pueden causar trastornos digestivos.

131. Aceite de jengibre

- **Usos:** Náuseas, inflamación.

- **Preparación:** Diluir para uso tópico o en aromaterapia.

- **Beneficios:** Puede aliviar las náuseas y reducir la inflamación.

- **Seguridad:** Puede causar irritación de la piel si se utiliza sin diluir; consulte a un profesional sanitario si está embarazada.

132. Rúcula

- **Indicaciones:** Salud digestiva, aumento de nutrientes.

- **Preparación:** Utilizar fresco en ensaladas o batidos.

- **Beneficios:** Alto contenido en vitaminas y minerales; favorece la salud digestiva.

- **Seguridad:** Generalmente seguro; un consumo excesivo puede causar trastornos digestivos.

133. Hojas de guanábana

- **Indicaciones:** Apoyo inmunológico, antiinflamatorio.

- **Preparación:** Preparar té con las hojas secas.

- **Beneficios:** Puede ayudar a reducir la inflamación y aumentar la inmunidad.

- **Seguridad:** Generalmente seguro; un consumo excesivo puede tener efectos adversos.

134. Anís estrellado

- **Usos:** Salud digestiva, salud respiratoria.

- **Preparación:** Utilizar en la cocina o preparar té.

- **Beneficios:** Ayuda a la digestión y puede aliviar la tos.

- **Seguridad:** Generalmente seguro; evite grandes cantidades ya que pueden ser tóxicas.

135. Linaza

- **Indicaciones:** Salud digestiva, equilibrio hormonal.

- **Preparación:** Molido y añadido a los alimentos o consumido como aceite.

- **Beneficios:** Alto contenido en omega-3; favorece la salud digestiva y el equilibrio hormonal.

- **Seguridad:** Generalmente seguro; cantidades excesivas pueden causar trastornos digestivos.

136. Cilantro

- **Indicaciones:** Desintoxicación, salud digestiva.

- **Preparación:** Utilizar fresco en ensaladas o para cocinar.

- **Beneficios:** Puede ayudar a eliminar metales pesados del organismo; favorece la digestión.

- **Seguridad:** Generalmente seguro; evitar en caso de alergia a plantas afines.

137. Curcumina cúrcuma

- **Indicaciones:** Inflamación, salud articular.

- **Preparación:** Tomar como suplemento o añadir a la cocina.

- **Beneficios:** Potentes propiedades antiinflamatorias; favorece la salud de las articulaciones.

- **Seguridad:** Generalmente seguro; puede causar trastornos digestivos en grandes dosis.

138. Menta gatuna

- **Usos:** Ansiedad, somnífero.

- **Preparación:** Preparar té con las hojas secas.

- **Beneficios:** Efectos calmantes; puede favorecer un mejor sueño.

- **Seguridad:** Generalmente seguro; un consumo excesivo puede causar problemas gastrointestinales leves.

139. Albahaca dulce

- **Aplicaciones:** Salud digestiva, alivio del estrés.

- **Preparación:** Utilizar fresco en la cocina o preparar té.

- **Beneficios:** Favorece la digestión y tiene propiedades calmantes.

- **Seguridad:** Generalmente seguro; cantidades excesivas pueden causar trastornos digestivos.

140. Piña

- **Indicaciones:** Salud digestiva, inflamación.

- **Preparación:** Consumir crudo o en zumo.

- **Beneficios:** Contiene bromelina, que facilita la digestión y reduce la inflamación.

- **Seguridad:** Generalmente seguro; puede causar reacciones alérgicas en algunos individuos.

141. Semillas de apio

- **Indicaciones:** Tensión arterial, antiinflamatorio.

- **Preparación:** Utilizar como especia o tomar como suplemento.

- **Beneficios:** Puede ayudar a bajar la presión arterial y reducir la inflamación.

- **Seguridad:** Generalmente seguro; grandes cantidades pueden causar trastornos digestivos.

142. Rosemary

- **Usos:** Función cognitiva, digestión.

- **Preparación:** Utilizar fresco o seco en la cocina o preparar té.

- **Beneficios:** Puede potenciar la memoria y mejorar la digestión.

- **Seguridad:** Generalmente seguro; cantidades excesivas pueden causar trastornos digestivos.

143. Escutelaria

- **Usos:** Ansiedad, somnífero.

- **Preparación:** Preparar té con las hojas secas.

- **Beneficios:** Efectos calmantes; favorece la relajación y el sueño.

- **Seguridad:** Generalmente seguro; puede causar somnolencia; evite operar maquinaria después de su uso.

144. Semillas de hinojo

- **Indicaciones:** Problemas digestivos, salud respiratoria.

- **Preparación:** Masticar las semillas o preparar una infusión.

- **Beneficios:** Ayuda a la digestión y puede aliviar la tos.

- **Seguridad:** Generalmente seguro; un consumo excesivo puede causar trastornos digestivos.

145. Aceite de espino amarillo

- **Indicaciones:** Salud de la piel, apoyo inmunológico.

- **Preparación:** Aplicar tópicamente o tomar como suplemento.

- **Beneficios:** Rico en vitaminas y antioxidantes; favorece la salud de la piel y la inmunidad.

- **Seguridad:** Generalmente seguro; consulte la dosis con un profesional sanitario.

146. Melón amargo

- **Indicaciones:** Regulación del azúcar en sangre, salud digestiva.

- **Preparación:** Consumir crudo o cocinado.

- **Beneficios:** Puede ayudar a reducir los niveles de azúcar en sangre y favorecer la digestión.

- **Seguridad:** Consulte a su médico si es diabético; puede interactuar con medicamentos para el azúcar en sangre.

147. Aceite de manzanilla

- **Usos:** Ansiedad, irritaciones cutáneas.

- **Preparación:** Diluir para uso tópico o en aromaterapia.

- **Beneficios:** Calma la piel y favorece la relajación.

- **Seguridad:** Puede provocar reacciones alérgicas; evítese en caso de alergia a la familia Asteraceae.

148. Ruda de cabra

- **Indicaciones:** Apoyo a la lactancia, regulación del azúcar en sangre.

- **Preparación:** Preparar té con las hojas secas.

- **Beneficios:** Puede ayudar a aumentar la producción de leche y regular los niveles de azúcar en sangre.

- **Seguridad:** Consulte a un profesional sanitario en caso de embarazo.

149. Arándanos

- **Indicaciones:** Apoyo antioxidante, salud del corazón.

- **Preparación:** Comer crudo, añadir a batidos o productos horneados.

- **Beneficios:** Alto contenido en antioxidantes; favorece la salud del corazón y el cerebro.

- **Seguridad:** Generalmente seguro; lavar a fondo para eliminar los pesticidas.

150. Cardamomo

- **Usos:** Salud digestiva, salud respiratoria.

- **Preparación:** Utilice las vainas enteras para cocinar o preparar té.

- **Beneficios:** Ayuda a la digestión y puede aliviar la tos.

- **Seguridad:** Generalmente seguro; cantidades excesivas pueden causar trastornos digestivos.

151. Hoja de ortiga

- **Indicaciones:** Alivio de alergias, antiinflamatorio.

- **Preparación:** Preparar té de hojas secas o consumir cápsulas.

- **Beneficios:** Puede reducir los síntomas de la fiebre del heno y la inflamación.

- **Seguridad:** Generalmente seguro; puede causar malestar estomacal en algunos individuos.

152. Clavo

- **Indicaciones:** Alivio del dolor de muelas, ayuda digestiva.

- **Preparación:** Masticar clavos enteros o utilizar aceite de clavo.

- **Beneficios:** Contiene eugenol, que puede aliviar el dolor de muelas; ayuda a la digestión.

- **Seguridad:** Generalmente seguro; cantidades excesivas pueden causar irritación gastrointestinal.

153. Raíz de regaliz

- **Indicaciones:** Dolor de garganta, apoyo suprarrenal.

- **Preparación:** Preparar una infusión o tomar como suplemento.

- **Beneficios:** Alivia la garganta y puede ayudar con la fatiga suprarrenal.

- **Seguridad:** El uso prolongado puede causar hipertensión arterial; consulte a su médico.

154. Salvia

- **Indicaciones:** Salud digestiva, alivio del dolor de garganta.

- **Preparación:** Preparar té con hojas frescas o secas.

- **Beneficios:** Favorece la digestión y tiene propiedades antimicrobianas.

- **Seguridad:** Generalmente seguro; evitar grandes cantidades durante el embarazo.

155. Pasiflora

- **Usos:** Ansiedad, trastornos del sueño.

- **Preparación:** Preparar un té con flores secas o tomarlo como suplemento.

- **Beneficios:** Puede ayudar a reducir la ansiedad y promover un mejor sueño.

- **Seguridad:** Generalmente seguro; puede causar somnolencia; evite operar maquinaria después de su uso.

156. Neem

- **Usos:** Afecciones de la piel, salud dental.

- **Preparación:** Utilizar aceite o extracto de neem por vía tópica; consumir cápsulas.

- **Beneficios:** Propiedades antimicrobianas; puede ayudar con el acné y la salud bucal.

- **Seguridad:** Generalmente seguro; el consumo oral excesivo puede causar toxicidad.

157. Equinácea

- **Indicaciones:** Apoyo inmunológico, prevención del resfriado.

- **Preparación:** Preparar una infusión o tomar como suplemento.

- **Beneficios:** Puede reforzar el sistema inmunitario y reducir la duración del resfriado.

- **Seguridad:** Generalmente seguro; evitar en trastornos autoinmunes.

158. Rhodiola Rosea

- **Usos:** Alivio del estrés, fatiga.

- **Preparación:** Tomar como suplemento o tintura.

- **Beneficios:** Adaptógeno que puede ayudar a reducir la fatiga y mejorar el estado de ánimo.

- **Seguridad:** Generalmente seguro; puede causar mareos o sequedad de boca.

159. Albahaca (Tulsi)

- **Usos:** Alivio del estrés, apoyo inmunológico.

- **Preparación:** Preparar té con hojas frescas o secas.

- **Beneficios:** Adaptógeno que puede ayudar a equilibrar el estrés y apoyar la inmunidad.

- **Seguridad:** Generalmente seguro; consultar al médico en caso de embarazo.

160. Raíz de muelle amarillo

- **Indicaciones:** Salud digestiva, apoyo hepático.

- **Preparación:** Preparar una infusión o tomar como suplemento.

- **Beneficios:** Puede favorecer la función hepática y ayudar a la digestión.

- **Seguridad:** Generalmente seguro; cantidades excesivas pueden causar trastornos digestivos.

161. Champiñón Chaga

- **Usos:** Apoyo inmunológico, refuerzo antioxidante.

- **Preparación:** Preparar una infusión o tomar como suplemento.

- **Beneficios:** Alto contenido en antioxidantes; puede aumentar la inmunidad.

- **Seguridad:** Generalmente seguro; puede interactuar con anticoagulantes.

162. Corteza de sauce

- **Indicaciones:** Alivio del dolor, inflamación.

- **Preparación:** Preparar una infusión o tomar como suplemento.

- **Beneficios:** Contiene salicina, que puede aliviar el dolor y reducir la inflamación.

- **Seguridad:** Generalmente seguro; puede causar malestar estomacal.

163. Musgo marino

- **Indicaciones:** Apoyo nutricional, salud tiroidea.

- **Preparación:** Consumir crudo, deshidratado o en batidos.

- **Beneficios:** Rico en vitaminas y minerales; favorece la función tiroidea.

- **Seguridad:** Generalmente seguro; asegúrese de abastecerse adecuadamente para evitar contaminantes.

164. Spirulina

- **Indicaciones:** Refuerzo nutricional, apoyo inmunológico.

- **Preparación:** Consumir en polvo en batidos o en comprimidos.

- **Beneficios:** Alto contenido en proteínas y nutrientes; puede aumentar la inmunidad.

- **Seguridad:** Generalmente seguro; puede causar trastornos digestivos en algunos individuos.

165. Raíz de Maca

- **Usos:** Energía, equilibrio hormonal.

- **Preparación:** Consumir como polvo en batidos o cápsulas.

- **Beneficios:** Puede aumentar los niveles de energía y mejorar el equilibrio hormonal.

- **Seguridad:** Generalmente seguro; puede causar trastornos digestivos en algunos individuos.

166. Diente de León Verde

- **Indicaciones:** Desintoxicación, salud digestiva.

- **Preparación:** Utilizar fresco en ensaladas o batidos.

- **Beneficios:** Alto contenido en vitaminas; favorece la salud del hígado y la digestión.

- **Seguridad:** Generalmente seguro; evitar en caso de alergia a plantas afines.

167. Cardamomo

- **Usos:** Salud digestiva, salud respiratoria.

- **Preparación:** Utilice las vainas molidas o enteras para cocinar o preparar té.

- **Beneficios:** Ayuda a la digestión y puede aliviar la tos.

- **Seguridad:** Generalmente seguro; cantidades excesivas pueden causar trastornos digestivos.

168. Castaño de Indias

- **Usos:** Circulación, varices.

- **Preparación:** Tomar como suplemento o aplicar extracto tópico.

- **Beneficios:** Puede mejorar la circulación y reducir la hinchazón.

- **Seguridad:** Generalmente seguro; puede causar malestar estomacal; consulte a un profesional de la salud.

169. Cúrcuma (Curcumina)

- **Indicaciones:** Inflamación, salud articular.

- **Preparación:** Utilizar fresco, en polvo para cocinar o como suplemento.

- **Beneficios:** Potentes propiedades antiinflamatorias; favorece la salud articular.

- **Seguridad:** Generalmente seguro; grandes dosis pueden causar trastornos digestivos.

170. Naranja amarga

- **Indicaciones:** Salud digestiva, supresor del apetito.

- **Preparación:** Utilizar en infusión o como suplemento.

- **Beneficios:** Puede favorecer la digestión y ayudar a controlar el peso.

- **Seguridad:** Puede aumentar el ritmo cardíaco; consulte a su médico si está tomando medicamentos.

171. Raíz de bardana

- **Aplicaciones:** Salud de la piel, desintoxicación.

- **Preparación:** Preparar té o consumir cocido.

- **Beneficios:** Puede ayudar con problemas de la piel y desintoxicar el cuerpo.

- **Seguridad:** Generalmente seguro; puede causar trastornos digestivos en algunos individuos.

172. Agua de rosas

- **Aplicaciones:** Hidratación de la piel, mejora del estado de ánimo.

- **Preparación:** Utilizar como tónico o en la cocina.

- **Beneficios:** Hidrata la piel y puede mejorar el estado de ánimo gracias a su aroma.

- **Seguridad:** Generalmente seguro; asegúrese de no ser alérgico a las rosas.

173. Raíz de muelle amarillo

- **Indicaciones:** Salud digestiva, apoyo hepático.

- **Preparación:** Preparar una infusión o tomar como suplemento.

- **Beneficios:** Puede favorecer la función hepática y favorecer la digestión.

- **Seguridad:** Generalmente seguro; grandes cantidades pueden causar malestar estomacal.

174. Cilantro

- **Indicaciones:** Ayuda digestiva, desintoxicación.

- **Preparación:** Utilizar hojas o semillas frescas en la cocina.

- **Beneficios:** Puede ayudar a la digestión y a la desintoxicación de metales pesados.

- **Seguridad:** Generalmente seguro; evitar grandes cantidades en caso de alergia.

175. Espino blanco

- **Usos:** Salud del corazón, circulación.

- **Preparación:** Preparar una infusión o tomar como suplemento.

- **Beneficios:** Puede mejorar la función cardiaca y la circulación.

- **Seguridad:** Generalmente seguro; consulte a un profesional sanitario si toma medicamentos para el corazón.

176. Agua de coco

- **Usos:** Hidratación, equilibrio electrolítico.

- **Preparación:** Tomar crudo de los cocos o en cartones.

- **Beneficios:** Fuente natural de electrolitos; hidrata el organismo.

- **Seguridad:** Generalmente seguro; alto contenido en potasio; consultar con un profesional sanitario si se sigue una dieta restringida en potasio.

177. Lavanda

- **Usos:** Ansiedad, somnífero.

- **Preparación:** Utiliza aceite esencial para aromaterapia o prepara un té.

- **Beneficios:** Propiedades calmantes; favorece la relajación y un mejor sueño.

- **Seguridad:** Generalmente seguro; puede causar irritación de la piel en algunas personas.

178. Remolacha

- **Usos:** Tensión arterial, salud hepática.

- **Preparación:** Cocido, en zumo o consumido crudo.

- **Beneficios:** Puede ayudar a bajar la presión arterial y apoyar la salud del hígado.

- **Seguridad:** Generalmente seguro; alto contenido en oxalato; consultar al médico si se es propenso a cálculos renales.

179. Kava Kava

- **Usos:** Ansiedad, alivio del estrés.

- **Preparación:** Preparar una infusión o tomar como suplemento.

- **Beneficios:** Efectos calmantes; puede reducir los niveles de ansiedad.

- **Seguridad:** Posible toxicidad hepática; consultar al médico antes de usar.

180. Pepino

- **Usos:** Hidratación, salud de la piel.

- **Preparación:** Consumir crudo en ensaladas o como zumo.

- **Beneficios:** Alto contenido en agua; hidrata la piel y el cuerpo.

- **Seguridad:** Generalmente seguro; lavar bien para evitar pesticidas.

181. **Caqui**

- **Indicaciones:** Salud digestiva, apoyo antioxidante.

- **Preparación:** Consumir crudo o seco.

- **Beneficios:** Alto contenido en fibra y antioxidantes; favorece la salud digestiva.

- **Seguridad:** Generalmente seguro; un consumo excesivo puede causar estreñimiento.

182. **Aceite de semillas negras**

- **Indicaciones:** Apoyo inmunológico, salud de la piel.

- **Preparación:** Tomar como suplemento o aplicar tópicamente.

- **Beneficios:** Contiene timoquinona, que puede aumentar la inmunidad y mejorar la salud de la piel.

- **Seguridad:** Generalmente seguro; consultar al médico en caso de embarazo.

183. **Ginger Ale (natural)**

- **Indicaciones:** Náuseas, ayuda digestiva.

- **Preparación:** Hacer con jengibre fresco, limón y agua con gas.

- **Beneficios:** Alivia las náuseas y facilita la digestión.

- **Seguridad:** Generalmente seguro; un exceso de azúcar puede anular los beneficios para la salud.

184. **Boniatos**

- **Indicaciones:** Apoyo nutricional, salud digestiva.

- **Preparación:** Asado, al vapor o en puré.

- **Beneficios:** Alto contenido en vitaminas y fibra; favorece la salud digestiva.

- **Seguridad:** Generalmente seguro; consulte a un profesional sanitario para obtener consejos dietéticos personalizados.

185. **Cardamomo**

- **Usos:** Salud digestiva, salud respiratoria.

- **Preparación:** Utilizar como especia o preparar té.

- **Beneficios:** Puede ayudar a la digestión y aliviar la tos.

- **Seguridad:** Generalmente seguro; un consumo excesivo puede causar trastornos digestivos.

186. Albaricoque en grano

- **Usos:** Apoyo antioxidante, prevención del cáncer (controvertido).

- **Preparación:** Consumir crudo o en forma de aceite.

- **Beneficios:** Alto contenido en vitamina B17; favorece la salud en general.

- **Seguridad:** Puede contener cianuro; consulte a un profesional sanitario antes de utilizarlo.

187. Moras

- **Indicaciones:** Apoyo nutricional, regulación del azúcar en sangre.

- **Preparación:** Consumir crudo, deshidratado o en batidos.

- **Beneficios:** Alto contenido en vitaminas; puede ayudar a regular el azúcar en sangre.

- **Seguridad:** Generalmente seguro; lavar a fondo para eliminar los pesticidas.

188. Grosella espinosa (Amla)

- **Indicaciones:** Apoyo antioxidante, salud inmunológica.

- **Preparación:** Consumir crudo, desecado o como zumo.

- **Beneficios:** Rico en vitamina C; refuerza la inmunidad y tiene propiedades antioxidantes.

- **Seguridad:** Generalmente seguro; consulte a un profesional sanitario si toma ciertos medicamentos.

189. Hoja de olivo

- **Usos:** Antimicrobiano, apoyo inmunológico.

- **Preparación:** Preparar una infusión o tomar como suplemento.

- **Beneficios:** Contiene oleuropeína, que puede favorecer la inmunidad y tener efectos antimicrobianos.

- **Seguridad:** Generalmente seguro; puede causar molestias gastrointestinales en algunos individuos.

190. Grosella negra

- **Indicaciones:** Apoyo antioxidante, salud respiratoria.

- **Preparación:** Consumir crudo, en zumo o en suplementos.

- **Beneficios:** Alto contenido en vitamina C y antioxidantes; favorece la salud respiratoria.

- **Seguridad:** Generalmente seguro; lávese bien para evitar la exposición a pesticidas.

191. Azafrán

- **Usos:** Mejora del estado de ánimo, apoyo antioxidante.

- **Preparación:** Utilizar como especia en la cocina o preparar té.

- **Beneficios:** Puede mejorar el estado de ánimo y tiene propiedades antioxidantes.

- **Seguridad:** Generalmente seguro; cantidades excesivas pueden causar toxicidad.

192. Quinoa

- **Aplicaciones:** Apoyo nutricional, alternativa a los cereales sin gluten.

- **Preparación:** Cocer como el arroz.

- **Beneficios:** Alto contenido en proteínas y fibra; apto para personas sensibles al gluten.

- **Seguridad:** Generalmente seguro; consulte a un profesional sanitario para obtener consejos dietéticos personalizados.

193. Alfalfa

- **Indicaciones:** Apoyo nutricional, regulación del colesterol.

- **Preparación:** Consumir como brotes o en suplementos.

- **Beneficios:** Rico en vitaminas y minerales; puede ayudar a reducir el colesterol.

- **Seguridad:** Generalmente seguro; puede interactuar con anticoagulantes.

194. Corteza de sauce blanco

- **Indicaciones:** Alivio del dolor, inflamación.

- **Preparación:** Preparar una infusión o tomar como suplemento.

- **Beneficios:** Contiene salicina; puede aliviar el dolor y reducir la inflamación.

- **Seguridad:** Generalmente seguro; puede causar malestar estomacal en algunos individuos.

195. Aceite de orégano

- **Usos:** Antimicrobiano, salud respiratoria.

- **Preparación:** Utilizar diluido por vía tópica o como suplemento.

- **Beneficios:** Propiedades antimicrobianas; puede favorecer la salud respiratoria.

- **Seguridad:** Generalmente seguro; puede causar irritación cutánea si no se diluye.

196. Hojas de curry

- **Indicaciones:** Salud digestiva, regulación del azúcar en sangre.

- **Preparación:** Utilizar fresco en la cocina o en polvo.

- **Beneficios:** Puede ayudar a la digestión y a regular los niveles de azúcar en sangre.

- **Seguridad:** Generalmente seguro; evitar grandes cantidades.

197. Semillas de chía

- **Indicaciones:** Salud digestiva, apoyo nutricional.

- **Preparación:** Remojar y consumir en batidos o yogur.

- **Beneficios:** Alto contenido en omega-3 y fibra; favorece la salud digestiva.

- **Seguridad:** Generalmente seguro; asegurar una hidratación adecuada para evitar atragantamientos.

198. Extracto de corteza de pino (Pycnogenol)

- **Indicaciones:** Apoyo antioxidante, salud circulatoria.

- **Preparación:** Tomar como suplemento.

- **Beneficios:** Alto contenido en antioxidantes; puede favorecer la salud circulatoria.

- **Seguridad:** Generalmente seguro; puede interactuar con anticoagulantes.

199. Granada

- **Indicaciones:** Apoyo antioxidante, salud del corazón.

- **Preparación:** Consumir crudo o en zumo.

- **Beneficios:** Alto contenido en antioxidantes; favorece la salud del corazón.

- **Seguridad:** Generalmente seguro; consulte a un profesional sanitario si toma medicamentos.

200. Miel

- **Usos:** Calma el dolor de garganta, cicatrización de heridas.

- **Preparación:** Utilizar crudo en infusiones o como agente tópico.

- **Beneficios:** Propiedades antimicrobianas; alivia la garganta y ayuda a la cicatrización de heridas.

- **Seguridad:** Generalmente seguro; evite dar miel a bebés menores de un año.

201. Ashwagandha

- **Usos:** Alivio del estrés, ansiedad y fatiga.

- **Preparación:** Tomar en polvo, cápsulas o tintura.

- **Beneficios:** Adaptógeno que puede ayudar a reducir el estrés y mejorar los niveles de energía.

- **Seguridad:** Generalmente seguro; puede causar trastornos digestivos en algunos individuos.

202. Baya de Schisandra

- **Usos:** Alivio del estrés, salud hepática.

- **Preparación:** Preparar una infusión o tomar como suplemento.

- **Beneficios:** Puede favorecer la función hepática y mejorar el rendimiento físico.

- **Seguridad:** Generalmente seguro; consultar al médico en caso de embarazo.

203. Semillas de hinojo

- **Indicaciones:** Salud digestiva, alivio de la hinchazón.

- **Preparación:** Preparar té o masticar las semillas.

- **Beneficios:** Puede aliviar la hinchazón y mejorar la digestión.

- **Seguridad:** Generalmente seguro; evitar el consumo excesivo.

204. Moringa

- **Indicaciones:** Apoyo nutricional, refuerzo energético.

- **Preparación:** Consumir en polvo en batidos o en cápsulas.

- **Beneficios:** Rico en vitaminas y minerales; puede aumentar la energía y la nutrición.

- **Seguridad:** Generalmente seguro; consultar al médico en caso de embarazo.

205. Raíz de valeriana

- **Indicaciones:** Ayuda para dormir, alivio de la ansiedad.

- **Preparación:** Preparar una infusión o tomar como suplemento.

- **Beneficios:** Puede favorecer la relajación y mejorar la calidad del sueño.

- **Seguridad:** Generalmente seguro; puede causar somnolencia; evite operar maquinaria después de su uso.

206. Col

- **Indicaciones:** Salud digestiva, problemas de piel.

- **Preparación:** Consumir crudo, fermentado (chucrut) o cocido.

- **Beneficios:** Alto contenido en fibra; puede ayudar en la digestión y en afecciones de la piel.

- **Seguridad:** Generalmente seguro; puede provocar gases en algunos individuos.

207. Arándano

- **Usos:** Salud ocular, circulación.

- **Preparación:** Tomar como suplemento o consumir bayas frescas o secas.

- **Beneficios:** Puede mejorar la visión y favorecer la circulación.

- **Seguridad:** Generalmente seguro; puede interactuar con anticoagulantes.

208. Cacao

- **Usos:** Mejora del estado de ánimo, apoyo antioxidante.

- **Preparación:** Utilizar crudo en batidos o como chocolate negro.

- **Beneficios:** Contiene flavonoides; puede mejorar el estado de ánimo y proporcionar apoyo antioxidante.

- **Seguridad:** Generalmente seguro; un consumo excesivo puede provocar efectos secundarios relacionados con la cafeína.

209. Semillas de mostaza

- **Indicaciones:** Salud digestiva, apoyo respiratorio.

- **Preparación:** Utilizar en la cocina o preparar como té.

- **Beneficios:** Puede facilitar la digestión y favorecer la salud respiratoria.

- **Seguridad:** Generalmente seguro; un consumo excesivo puede causar molestias estomacales.

210. Eleuthero (Ginseng siberiano)

- **Aplicaciones:** Refuerzo energético, apoyo inmunológico.

- **Preparación:** Tomar como suplemento o infusión.

- **Beneficios:** Puede mejorar la resistencia y la función inmunitaria.

- **Seguridad:** Generalmente seguro; consulte a un profesional sanitario si toma medicamentos.

211. Toronjil

- **Indicaciones:** Alivio de la ansiedad, ayuda para dormir.

- **Preparación:** Preparar té con hojas frescas o secas.

- **Beneficios:** Efectos calmantes; puede ayudar a mejorar la calidad del sueño.

- **Seguridad:** Generalmente seguro; puede causar somnolencia.

212. Gotu Kola

- **Usos:** Apoyo cognitivo, cicatrización de heridas.

- **Preparación:** Consumir como suplemento o preparar un té.

- **Beneficios:** Puede mejorar la memoria y acelerar la cicatrización de heridas.

- **Seguridad:** Generalmente seguro; puede causar irritación de la piel en algunos individuos.

213. Semilla negra

- **Indicaciones:** Apoyo inmunológico, salud respiratoria.

- **Preparación:** Consumir las semillas crudas o en forma de aceite.

- **Beneficios:** Propiedades antioxidantes; puede mejorar la función inmunitaria.

- **Seguridad:** Generalmente seguro; consultar al médico en caso de embarazo.

214. Papaya

- **Indicaciones:** Salud digestiva, cuidado de la piel.

- **Preparación:** Comer crudo o utilizar en batidos.

- **Beneficios:** Contiene enzimas que ayudan a la digestión; beneficioso para la piel.

- **Seguridad:** Generalmente seguro; un consumo excesivo puede causar trastornos digestivos.

215. Trébol rojo

- **Usos:** Equilibrio hormonal, síntomas de la menopausia.

- **Preparación:** Preparar una infusión o tomar como suplemento.

- **Beneficios:** Puede aliviar los síntomas de la menopausia y favorecer el equilibrio hormonal.

- **Seguridad:** Generalmente seguro; consultar al médico si se está en terapia hormonal.

216. Semillas de comino

- **Indicaciones:** Salud digestiva, apoyo antioxidante.

- **Preparación:** Utilizar entero o molido en la cocina o preparar como té.

- **Beneficios:** Puede mejorar la digestión y tiene propiedades antioxidantes.

- **Seguridad:** Generalmente seguro; evitar cantidades excesivas.

217. Dulse

- **Indicaciones:** Apoyo nutricional, salud tiroidea.

- **Preparación:** Consumir crudo o como condimento en las comidas.

- **Beneficios:** Rico en yodo y minerales; favorece la función tiroidea.

- **Seguridad:** Generalmente seguro; la ingesta excesiva de yodo puede causar problemas de tiroides.

218. Cimicifuga racemosa

- **Indicaciones:** Síntomas de la menopausia, equilibrio hormonal.

- **Preparación:** Tomar como suplemento o infusión.

- **Beneficios:** Puede ayudar a aliviar los sofocos y favorecer el equilibrio hormonal.

- **Seguridad:** Consultar con un profesional sanitario en caso de terapia hormonal o embarazo.

219. Aceite de coco

- **Usos:** Cuidado de la piel, salud digestiva.

- **Preparación:** Utilizar como aceite de cocina o aplicar tópicamente.

- **Beneficios:** Propiedades antimicrobianas; favorece la salud de la piel y la digestión.

- **Seguridad:** Generalmente seguro; alto contenido en grasas saturadas; se recomienda un consumo moderado.

220. Alcachofa

- **Indicaciones:** Salud digestiva, apoyo hepático.

- **Preparación:** Cocido o como suplemento.

- **Beneficios:** Puede facilitar la digestión y favorecer la función hepática.

- **Seguridad:** Generalmente seguro; consultar al médico si se toman diuréticos.

221. Hoja de frambuesa roja

- **Indicaciones:** Salud femenina, alivio menstrual.

- **Preparación:** Preparar té con las hojas secas.

- **Beneficios:** Puede ayudar a regular los ciclos menstruales y favorecer el embarazo.

- **Seguridad:** Generalmente seguro; consultar al médico en caso de embarazo.

222. Hojas de laurel

- **Usos:** Salud digestiva, saborizante.

- **Preparación:** Utilizar en la cocina o preparar como té.

- **Beneficios:** Puede ayudar a la digestión y realzar el sabor de los platos.

- **Seguridad:** Generalmente seguro; evite consumir las hojas enteras.

223. Lobelia

- **Usos:** Salud respiratoria, deshabituación tabáquica.

- **Preparación:** Tomar en forma de tintura o cápsula.

- **Beneficios:** Puede ayudar con problemas respiratorios y reducir la ansiedad por la nicotina.

- **Seguridad:** Puede provocar náuseas; consulte a un profesional sanitario antes de utilizarlo.

224. Extracto de semilla de pomelo

- **Usos:** Antimicrobiano, salud digestiva.

- **Preparación:** Tomar como suplemento o diluido en agua.

- **Beneficios:** Puede favorecer la función inmunitaria y la salud intestinal.

- **Seguridad:** Puede interactuar con medicamentos; consulte a su médico.

225. Leche de coco

- **Indicaciones:** Apoyo nutricional, alternativa a los lácteos.

- **Preparación:** Utilizar en la cocina o en batidos.

- **Beneficios:** Rico en grasas saludables; buena alternativa láctea.

- **Seguridad:** Generalmente seguro; consulte a un profesional sanitario si sigue una dieta baja en grasas.

226. Algas marinas

- **Indicaciones:** Apoyo nutricional, salud tiroidea.

- **Preparación:** Utilizar en la cocina o como suplemento.

- **Beneficios:** Alto contenido en yodo y minerales; favorece la función tiroidea.

- **Seguridad:** Generalmente seguro; la ingesta excesiva de yodo puede causar problemas de tiroides.

227. Amaranto

- **Aplicaciones:** Apoyo nutricional, grano sin gluten.

- **Preparación:** Cocer como el arroz o añadir a sopas.

- **Beneficios:** Alto contenido en proteínas y fibra; apto para personas sensibles al gluten.

- **Seguridad:** Generalmente seguro; consulte a un profesional sanitario para obtener consejos dietéticos personalizados.

228. Ajo negro

- **Indicaciones:** Apoyo inmunológico, salud del corazón.

- **Preparación:** Utilizar en la cocina o como suplemento.

- **Beneficios:** Contiene antioxidantes; puede favorecer la salud del corazón.

- **Seguridad:** Generalmente seguro; puede causar trastornos digestivos en algunos individuos.

229. Calabaza

- **Indicaciones:** Apoyo nutricional, salud digestiva.

- **Preparación:** Cocido o en puré en sopas.

- **Beneficios:** Alto contenido en vitaminas y fibra; favorece la digestión.

- **Seguridad:** Generalmente seguro; consulte a un profesional sanitario para obtener consejos dietéticos personalizados.

230. Semillas de amapola

- **Indicaciones:** Apoyo nutricional, salud digestiva.

- **Preparación:** Utilizar para cocinar u hornear.

- **Beneficios:** Rico en nutrientes; puede facilitar la digestión.

- **Seguridad:** Generalmente seguro; cantidades excesivas pueden causar trastornos digestivos.

231. Ginseng

- **Aplicaciones:** Refuerzo energético, apoyo cognitivo.

- **Preparación:** Tomar como suplemento o infusión.

- **Beneficios:** Puede mejorar los niveles de energía y la función cognitiva.

- **Seguridad:** Generalmente seguro; puede interactuar con medicamentos.

232. Rábano picante

- **Usos:** Salud respiratoria, digestión.

- **Preparación:** Utilizar fresco rallado o en salsas.

- **Beneficios:** Puede favorecer la salud respiratoria y la digestión.

- **Seguridad:** Generalmente seguro; cantidades excesivas pueden causar irritación gastrointestinal.

233. Cilantro

- **Indicaciones:** Desintoxicación, salud digestiva.

- **Preparación:** Utilizar fresco en ensaladas o para cocinar.

- **Beneficios:** Puede ayudar a desintoxicar los metales pesados y mejorar la digestión.

- **Seguridad:** Generalmente seguro; asegúrese de no padecer alergias a plantas afines.

234. Semillas de lino

- **Indicaciones:** Salud digestiva, salud cardiaca.

- **Preparación:** Molido en batidos o avena.

- **Beneficios:** Alto contenido en ácidos grasos omega-3 y fibra; favorece la salud del corazón.

- **Seguridad:** Generalmente seguro; asegurar una hidratación adecuada para evitar problemas digestivos.

235. Perejil

- **Indicaciones:** Salud digestiva, apoyo renal.

- **Preparación:** Utilizar fresco en la cocina o como té.

- **Beneficios:** Puede facilitar la digestión y favorecer la función renal.

- **Seguridad:** Generalmente seguro; cantidades excesivas pueden provocar trastornos digestivos.

236. Ginkgo Biloba

- **Indicaciones:** Apoyo cognitivo, mejora de la memoria.

- **Preparación:** Tomar como suplemento o infusión.

- **Beneficios:** Puede mejorar la memoria y la función cognitiva.

- **Seguridad:** Generalmente seguro; puede interactuar con anticoagulantes.

237. Anís estrellado

- **Indicaciones:** Salud digestiva, apoyo respiratorio.

- **Preparación:** Utilizar en la cocina o preparar té.

- **Beneficios:** Puede aliviar los problemas digestivos y la congestión respiratoria.

- **Seguridad:** Generalmente seguro; evitar el consumo excesivo.

238. Ortiga

- **Indicaciones:** Alivio de la alergia, apoyo nutritivo.

- **Preparación:** Preparar un té o consumir como suplemento.

- **Beneficios:** Puede aliviar los síntomas de la alergia y tiene un alto contenido en nutrientes.

- **Seguridad:** Generalmente seguro; puede causar irritación de la piel si se manipula fresco.

239. Espino blanco

- **Usos:** Salud cardiaca, apoyo a la circulación.

- **Preparación:** Tomar como suplemento o infusión.

- **Beneficios:** Puede favorecer la salud cardiovascular y la circulación.

- **Seguridad:** Generalmente seguro; consulte a un profesional sanitario si toma medicamentos para el corazón.

240. Canela de Ceilán

- **Indicaciones:** Regulación del azúcar en sangre, antiinflamatorio.

- **Preparación:** Utilizar como especia en la cocina o preparar té.

- **Beneficios:** Puede ayudar a regular el azúcar en sangre y reducir la inflamación.

- **Seguridad:** Generalmente seguro; cantidades excesivas pueden causar problemas hepáticos.

241. Albahaca

- **Indicaciones:** Salud digestiva, antiinflamatorio.

- **Preparación:** Utilizar frescas en ensaladas o para cocinar; preparar té con las hojas secas.

- **Beneficios:** Puede reducir la inflamación y ayudar a la digestión.

- **Seguridad:** Generalmente seguro; puede causar reacciones alérgicas en algunos individuos.

242. Remolacha

- **Indicaciones:** Apoyo a la presión arterial, desintoxicación.

- **Preparación:** Zumo o cocer y comer.

- **Beneficios:** Alto contenido en nitratos; puede ayudar a bajar la tensión arterial.

- **Seguridad:** Generalmente seguro; un consumo excesivo puede causar beeturia (orina rosada).

243. Menta gatuna

- **Usos:** Efectos calmantes, salud digestiva.

- **Preparación:** Preparar una infusión o tomar como tintura.

- **Beneficios:** Puede favorecer la relajación y aliviar problemas digestivos.

- **Seguridad:** Generalmente seguro; consultar al médico en caso de embarazo.

244. Consuelda

- **Usos:** Cicatrización de heridas, reducción de la inflamación.

- **Preparación:** Utilizar como pomada o ungüento tópico.

- **Beneficios:** Puede favorecer la cicatrización de heridas y reducir la inflamación.

- **Seguridad:** Evitar el uso interno; el uso tópico debe ser a corto plazo debido a la potencial toxicidad hepática.

245. Eneldo

- **Indicaciones:** Ayuda digestiva, antiinflamatorio.

- **Preparación:** Utilizar fresco en la cocina o preparar té.

- **Beneficios:** Puede aliviar las molestias digestivas y reducir la inflamación.

- **Seguridad:** Generalmente seguro; consultar al médico en caso de embarazo.

246. Flor de saúco

- **Aplicaciones:** Salud respiratoria, alivio del resfriado.

- **Preparación:** Preparar té o utilizar en jarabes.

- **Beneficios:** Puede aliviar los síntomas del resfriado y la sinusitis.

- **Seguridad:** Generalmente seguro; puede causar reacciones alérgicas en algunos individuos.

247. Zumo de uva

- **Usos:** Salud cardiaca, apoyo antioxidante.

- **Preparación:** Beber zumo fresco o consumir como parte de una dieta equilibrada.

- **Beneficios:** Rico en antioxidantes; puede favorecer la salud del corazón.

- **Seguridad:** Generalmente seguro; el alto contenido de azúcar puede afectar a los niveles de azúcar en sangre.

248. Cola de caballo

- **Aplicaciones:** Salud ósea, cuidado del cabello.

- **Preparación:** Preparar una infusión o tomar como suplemento.

- **Beneficios:** Alto contenido en sílice; puede favorecer la salud ósea y mejorar la fortaleza del cabello.

- **Seguridad:** Generalmente seguro; evitar el uso a largo plazo debido a la toxicidad potencial en grandes cantidades.

249. Raíz de regaliz

- **Indicaciones:** Salud digestiva, apoyo respiratorio.

- **Preparación:** Preparar una infusión o tomar como suplemento.

- **Beneficios:** Puede calmar problemas digestivos y aliviar la tos.

- **Seguridad:** El uso prolongado puede provocar hipertensión arterial; consulte a un profesional sanitario.

250. Raíz de malvavisco

- **Indicaciones:** Salud digestiva, calmante de la piel.

- **Preparación:** Preparar infusiones o utilizar en preparados tópicos.

- **Beneficios:** Puede calmar las mucosas y aliviar las molestias digestivas.

- **Seguridad:** Generalmente seguro; consulte a un profesional sanitario si toma medicamentos.

251. Mirra

- **Aplicaciones:** Salud bucal, cicatrización de heridas.

- **Preparación:** Utilizar como aceite esencial o en tinturas.

- **Beneficios:** Propiedades antimicrobianas; puede favorecer la salud bucodental y la cicatrización de heridas.

- **Seguridad:** Generalmente seguro; evitar el uso interno en grandes cantidades.

252. Neem

- **Usos:** Cuidado de la piel, salud bucal.

- **Preparación:** Utilizar como pasta, aceite o suplemento.

- **Beneficios:** Antibacteriano y antifúngico; puede favorecer la salud de la piel.

- **Seguridad:** Consulte a su médico si está embarazada; puede causar reacciones alérgicas.

253. Nuez moscada

- **Indicaciones:** Ayuda digestiva, ayuda al sueño.

- **Preparación:** Utilizar como especia en la cocina o preparar té.

- **Beneficios:** Puede aliviar problemas digestivos y favorecer la relajación.

- **Seguridad:** El consumo excesivo puede ser tóxico; utilizar con moderación.

254. Pasiflora

- **Indicaciones:** Alivio de la ansiedad, ayuda para dormir.

- **Preparación:** Preparar una infusión o tomar como suplemento.

- **Beneficios:** Puede ayudar a reducir la ansiedad y mejorar la calidad del sueño.

- **Seguridad:** Generalmente seguro; puede causar somnolencia; evite conducir después de su uso.

255. Piña

- **Indicaciones:** Salud digestiva, reducción de la inflamación.

- **Preparación:** Consumir fresco o en zumo.

- **Beneficios:** Contiene bromelina, que puede facilitar la digestión y reducir la inflamación.

- **Seguridad:** Generalmente seguro; puede causar reacciones alérgicas en individuos sensibles.

256. Plátano

- **Aplicaciones:** Cicatrización de heridas, apoyo respiratorio.

- **Preparación:** Utilizar las hojas por vía tópica o preparar un té.

- **Beneficios:** Puede favorecer la cicatrización de heridas y aliviar la tos.

- **Seguridad:** Generalmente seguro; consultar al médico en caso de embarazo.

257. Rosemary

- **Indicaciones:** Apoyo cognitivo, salud digestiva.

- **Preparación:** Utilizar fresco o seco en la cocina o preparar té.

- **Beneficios:** Puede mejorar la memoria y ayudar a la digestión.

- **Seguridad:** Generalmente seguro; cantidades excesivas pueden causar trastornos digestivos.

258. Azafrán

- **Indicaciones:** Mejora del estado de ánimo, alivio menstrual.

- **Preparación:** Utilizar como especia o preparar té.

- **Beneficios:** Puede mejorar el estado de ánimo y aliviar los síntomas menstruales.

- **Seguridad:** Generalmente seguro; un consumo excesivo puede causar toxicidad.

259. Salvia

- **Indicaciones:** Salud digestiva, apoyo respiratorio.

- **Preparación:** Utilizar fresco o seco en la cocina o preparar té.

- **Beneficios:** Puede aliviar problemas digestivos y favorecer la salud respiratoria.

- **Seguridad:** Generalmente seguro; un consumo excesivo puede causar trastornos digestivos.

260. Shatavari

- **Indicaciones:** Salud femenina, equilibrio hormonal.

- **Preparación:** Tomar en polvo o como suplemento.

- **Beneficios:** Puede favorecer el equilibrio hormonal y la salud reproductiva.

- **Seguridad:** Generalmente seguro; consultar al médico en caso de embarazo.

261. Olmo resbaladizo

- **Indicaciones:** Salud digestiva, calmante de garganta.

- **Preparación:** Preparar una infusión o tomar como pastilla.

- **Beneficios:** Puede aliviar el tracto digestivo y la irritación de garganta.

- **Seguridad:** Generalmente seguro; puede interferir con la absorción de medicamentos.

262. Menta verde

- **Indicaciones:** Ayuda digestiva, salud respiratoria.

- **Preparación:** Prepare el té o utilícelo fresco en los platos.

- **Beneficios:** Puede aliviar las molestias digestivas y favorecer la salud respiratoria.

- **Seguridad:** Generalmente seguro; puede causar reacciones alérgicas en algunos individuos.

263. Tomillo

- **Usos:** Salud respiratoria, antiséptico.

- **Preparación:** Utilizar fresco o seco en la cocina o preparar té.

- **Beneficios:** Propiedades antimicrobianas; puede aliviar problemas respiratorios.

- **Seguridad:** Generalmente seguro; puede causar reacciones alérgicas en individuos sensibles.

264. Cúrcuma

- **Indicaciones:** Antiinflamatorio, analgésico.

- **Preparación:** Utilizar fresco o como especia en la cocina; tomar como suplemento.

- **Beneficios:** Contiene curcumina, que puede reducir la inflamación y el dolor.

- **Seguridad:** Generalmente seguro; un consumo excesivo puede causar trastornos digestivos.

265. Hierba de trigo

- **Indicaciones:** Apoyo nutricional, desintoxicación.

- **Preparación:** Zumo o añadir a batidos.

- **Beneficios:** Rico en vitaminas y antioxidantes; puede ayudar a la desintoxicación.

- **Seguridad:** Generalmente seguro; consultar al médico en caso de alergia a la hierba.

266. Milenrama

- **Indicaciones:** Cicatrización de heridas, apoyo digestivo.

- **Preparación:** Utilizar en infusiones o aplicaciones tópicas.

- **Beneficios:** Puede favorecer la cicatrización de heridas y aliviar problemas digestivos.

- **Seguridad:** Generalmente seguro; puede causar reacciones alérgicas en algunos individuos.

267. Zinc

- **Aplicaciones:** Apoyo inmunológico, cicatrización de heridas.

- **Preparación:** Tomar como suplemento o ingerir alimentos ricos en zinc.

- **Beneficios:** Esencial para la función inmunitaria y la cicatrización.

- **Seguridad:** Una ingesta excesiva puede provocar náuseas; siga las pautas de dosificación.

268. Caléndula

- **Usos:** Cicatrización de la piel, reducción de la inflamación.

- **Preparación:** Utilizar como aceite, ungüento o infusión.

- **Beneficios:** Propiedades antimicrobianas; puede favorecer la cicatrización de la piel.

- **Seguridad:** Generalmente seguro; puede causar reacciones alérgicas en individuos sensibles.

269. Borraja

- **Indicaciones:** Salud de la piel, antiinflamatorio.

- **Preparación:** Utilizar el aceite por vía tópica o como suplemento.

- **Beneficios:** Puede ayudar con afecciones de la piel y reducir la inflamación.

- **Seguridad:** Consulte a un profesional sanitario en caso de embarazo; evite un consumo excesivo.

270. Clavo

- **Usos:** Cuidado dental, salud digestiva.

- **Preparación:** Utilizar como especia en la cocina o preparar té.

- **Beneficios:** Puede aliviar el dolor dental y favorecer la digestión.

- **Seguridad:** Generalmente seguro; un consumo excesivo puede ser tóxico.

271. Piel de naranja

- **Indicaciones:** Salud digestiva, apoyo respiratorio.

- **Preparación:** Utilizar la cáscara seca en infusiones o para cocinar.

- **Beneficios:** Puede ayudar a la digestión y promover la salud respiratoria.

- **Seguridad:** Generalmente seguro; consultar al médico en caso de alergia.

272. Hoja de arándano

- **Usos:** Regulación del azúcar en sangre, salud ocular.

- **Preparación:** Preparar té con las hojas secas.

- **Beneficios:** Puede ayudar a regular el azúcar en sangre y favorecer la visión.

- **Seguridad:** Generalmente seguro; consultar al médico en caso de embarazo.

273. Catuaba

- **Aplicaciones:** Aumento de la libido, alivio de la fatiga.

- **Preparación:** Preparar un té de corteza o tomarlo como suplemento.

- **Beneficios:** Tradicionalmente utilizado como afrodisíaco; puede aumentar la energía.

- **Seguridad:** Generalmente seguro; consultar al médico en caso de embarazo.

274. Diente de León Verde

- **Indicaciones:** Apoyo hepático, ayuda digestiva.

- **Preparación:** Utilícelo fresco en ensaladas o en infusión.

- **Beneficios:** Puede favorecer la función hepática y mejorar la digestión.

- **Seguridad:** Generalmente seguro; puede causar reacciones alérgicas en algunos individuos.

275. Raíz de bardana

- **Usos:** Desintoxicación, salud de la piel.

- **Preparación:** Preparar una infusión o tomar como tintura.

- **Beneficios:** Puede ayudar a purificar la sangre y mejorar las condiciones de la piel.

- **Seguridad:** Generalmente seguro; consultar al médico en caso de embarazo.

276. Lavanda azul

- **Indicaciones:** Alivio de la ansiedad, ayuda digestiva.

- **Preparación:** Preparar una infusión o tomar como tintura.

- **Beneficios:** Puede reducir la ansiedad y calmar los problemas digestivos.

- **Seguridad:** Generalmente seguro; evitar su uso durante el embarazo.

277. Gotu Kola

- **Aplicaciones:** Apoyo cognitivo, salud de la piel.

- **Preparación:** Preparar una infusión o tomar como suplemento.

- **Beneficios:** Puede mejorar la claridad mental y favorecer la cicatrización de la piel.

- **Seguridad:** Generalmente seguro; consultar al médico en caso de embarazo.

278. Corteza de Quassia

- **Utilizaciones:** Salud digestiva, desparasitación.

- **Preparación:** Preparar una infusión o tomar como tintura.

- **Beneficios:** Puede estimular la digestión y ayudar a eliminar parásitos.

- **Seguridad:** Utilizar con moderación; evitar durante el embarazo.

279. Trébol rojo

- **Usos:** Equilibrio hormonal, salud de la piel.

- **Preparación:** Preparar una infusión o tomar como tintura.

- **Beneficios:** Contiene fitoestrógenos; puede favorecer el equilibrio hormonal.

- **Seguridad:** Evítese si se está embarazada o se toman medicamentos sensibles a las hormonas.

280. Nogal negro

- **Usos:** Limpieza de parásitos, salud de la piel.

- **Preparación:** Utilizar como tintura o aplicación tópica.

- **Beneficios:** Propiedades antimicrobianas; puede ayudar a limpiar el organismo.

- **Seguridad:** Evitar en caso de embarazo; no se recomienda su uso a largo plazo.

281. Bolsa del Pastor

- **Indicaciones:** Control del sangrado, apoyo menstrual.

- **Preparación:** Preparar un té o utilizar como tintura.

- **Beneficios:** Tradicionalmente utilizado para ayudar a reducir las hemorragias.

- **Seguridad:** Evitar durante el embarazo.

282. Agrimonia

- **Usos:** Salud digestiva, cicatrización de la piel.

- **Preparación:** Preparar té o aplicar tópicamente.

- **Beneficios:** Puede aliviar problemas digestivos y ayudar a la cicatrización de la piel.

- **Seguridad:** Generalmente seguro; evitar si se toma medicación anticoagulante.

283. Muelle amarillo

- **Indicaciones:** Apoyo hepático, salud digestiva.

- **Preparación:** Preparar un té o utilizar como tintura.

- **Beneficios:** Puede favorecer la función hepática y mejorar la digestión.

- **Seguridad:** Puede causar molestias digestivas leves en grandes cantidades.

284. Hoja de frambuesa roja

- **Indicaciones:** Salud reproductiva de la mujer, apoyo menstrual.

- **Preparación:** Preparar el té.

- **Beneficios:** Puede tonificar el útero y favorecer el embarazo.

- **Seguridad:** Consulte a un profesional sanitario en caso de embarazo.

285. Ajenjo

- **Aplicaciones:** Desparasitación, salud digestiva.

- **Preparación:** Preparar un té o utilizar como tintura.

- **Beneficios:** Tradicionalmente utilizado para eliminar parásitos.

- **Seguridad:** Evitar en el embarazo; no utilizar a largo plazo.

286. Cardamomo

- **Indicaciones:** Salud digestiva, apoyo respiratorio.

- **Preparación:** Utilizar como especia o preparar té.

- **Beneficios:** Puede aliviar la indigestión y favorecer la salud respiratoria.

- **Seguridad:** Generalmente seguro en cantidades culinarias.

287. Sello de oro

- **Indicaciones:** Apoyo inmunológico, salud digestiva.

- **Preparación:** Preparar un té o utilizar como tintura.

- **Beneficios:** Contiene berberina; puede aumentar la inmunidad.

- **Seguridad:** Evitar en caso de embarazo o lactancia; puede interactuar con medicamentos.

288. Raíz de Maca

- **Usos:** Energía, equilibrio hormonal.

- **Preparación:** Tomar en polvo o como suplemento.

- **Beneficios:** Puede aumentar la energía y favorecer el equilibrio hormonal.

- **Seguridad:** Generalmente seguro; consultar si es sensible a la tiroides.

289. Rhodiola

- **Usos:** Alivio del estrés, apoyo energético.

- **Preparación:** Preparar una infusión o tomar como suplemento.

- **Beneficios:** Adaptógeno; puede reducir el estrés y la fatiga.

- **Seguridad:** Evitar dosis altas; puede causar nerviosismo en individuos sensibles.

290. Escutelaria

- **Usos:** Alivio de la ansiedad, apoyo nervioso.

- **Preparación:** Preparar una infusión o tomar como tintura.

- **Beneficios:** Puede promover la relajación y apoyar el sistema nervioso.

- **Seguridad:** Generalmente seguro; puede causar somnolencia.

291. Schisandra

- **Indicaciones:** Alivio del estrés, apoyo hepático.

- **Preparación:** Preparar una infusión o tomar como suplemento.

- **Beneficios:** Adaptógeno; puede favorecer la resistencia al estrés y la salud hepática.

- **Seguridad:** Generalmente seguro; evitar en caso de embarazo.

292. Gymnema silvestre

- **Indicaciones:** Regulación del azúcar en sangre, control del apetito.

- **Preparación:** Tomar como suplemento.

- **Beneficios:** Puede ayudar a regular los niveles de azúcar en sangre.

- **Seguridad:** Consulte a su médico si es diabético.

293. Hierba de Cabra

- **Indicaciones:** Aumento de la libido, apoyo energético.

- **Preparación:** Tomar como suplemento.

- **Beneficios:** Puede aumentar la libido y reducir la fatiga.

- **Seguridad:** Consulte a su médico si está tomando medicamentos.

294. Buchu

- **Indicaciones:** Salud de las vías urinarias, apoyo renal.

- **Preparación:** Preparar el té.

- **Beneficios:** Tradicionalmente utilizado para apoyar la salud urinaria.

- **Seguridad:** Evitar en caso de embarazo; consultar con un profesional sanitario para un uso prolongado.

295. Alholva

- **Indicaciones:** Salud digestiva, apoyo a la lactancia.

- **Preparación:** Preparar una infusión o tomar como suplemento.

- **Beneficios:** Puede favorecer la digestión y la producción de leche en mujeres lactantes.

- **Seguridad:** Evitar en caso de embarazo.

296. Uva Ursi

- **Indicaciones:** Salud urinaria, apoyo a la vejiga.

- **Preparación:** Preparar una infusión o tomar como suplemento.

- **Beneficios:** Puede ayudar con las infecciones del tracto urinario.

- **Seguridad:** Evitar en caso de embarazo; se recomienda su uso a corto plazo.

297. Damiana

- **Indicaciones:** Mejora del estado de ánimo, ayuda a la libido.

- **Preparación:** Preparar una infusión o tomar como suplemento.

- **Beneficios:** Tradicionalmente utilizado para apoyar el estado de ánimo y la libido.

- **Seguridad:** Generalmente seguro; consultar al médico en caso de embarazo.

298. Espino amarillo

- **Indicaciones:** Salud de la piel, apoyo inmunológico.

- **Preparación:** Tomar como suplemento o utilizar por vía tópica.

- **Beneficios:** Alto contenido en vitaminas; puede favorecer la salud de la piel y el sistema inmunitario.

- **Seguridad:** Generalmente seguro; evitar en caso de alergia a las bayas.

299. Copaiba

- **Indicaciones:** Alivio de la inflamación, apoyo al dolor.

- **Preparación:** Utilizar como aceite esencial o aplicación tópica.

- **Beneficios:** Antiinflamatorio; puede ayudar a aliviar el dolor.

- **Seguridad:** Evitar el uso interno sin orientación profesional.

300. Artemisia Annua (ajenjo dulce)

- **Aplicaciones:** Apoyo inmunitario, desparasitación.

- **Preparación:** Preparar una infusión o tomar como suplemento.

- **Beneficios:** Utilizado tradicionalmente para la salud inmunitaria y los parásitos.

- **Seguridad:** Evitar en caso de embarazo; no utilizar a largo plazo.

301. Agracejo

- **Indicaciones:** Salud digestiva, apoyo inmunológico.

- **Preparación:** Preparar un té o utilizar como tintura.

- **Beneficios:** Contiene berberina; puede favorecer la digestión y la inmunidad.

- **Seguridad:** Evitar en caso de embarazo; puede interactuar con medicamentos.

302. Jiaogulan

- **Usos:** Alivio del estrés, apoyo inmunológico.

- **Preparación:** Preparar el té.

- **Beneficios:** Adaptógeno; puede reducir el estrés y favorecer la inmunidad.

- **Seguridad:** Generalmente seguro; evitar en caso de embarazo.

303. Andrographis

- **Indicaciones:** Apoyo inmunológico, antiinflamatorio.

- **Preparación:** Tomar como suplemento o infusión.

- **Beneficios:** Puede mejorar la inmunidad y reducir la inflamación.

- **Seguridad:** Evitar en el embarazo; consultar al médico para un uso prolongado.

304. Raíz de piedra

- **Indicaciones:** Salud urinaria, apoyo venoso.

- **Preparación:** Preparar una infusión o tomar como tintura.

- **Beneficios:** Puede favorecer las vías urinarias y la salud vascular.

- **Seguridad:** Generalmente seguro; consultar si se toma medicación anticoagulante.

305. Coptis (Hilo de oro chino)

- **Indicaciones:** Salud digestiva, apoyo inmunológico.

- **Preparación:** Tomar como suplemento.

- **Beneficios:** Contiene berberina; puede favorecer la digestión y la inmunidad.

- **Seguridad:** Evitar en caso de embarazo; consultar en caso de uso prolongado.

306. Ashoka

- **Usos:** Salud reproductiva de la mujer.

- **Preparación:** Tomar como suplemento.

- **Beneficios:** Tradicionalmente utilizado para apoyar la salud menstrual.

- **Seguridad:** Generalmente seguro; consultar al médico en caso de embarazo.

307. Loto azul

- **Usos:** Relajación, ayuda al sueño.

- **Preparación:** Preparar una infusión o tomar como tintura.

- **Beneficios:** Puede favorecer la relajación y ayudar a conciliar el sueño.

- **Seguridad:** Evitar en caso de embarazo; consultar para uso apropiado.

308. Bacopa Monnieri

- **Indicaciones:** Apoyo cognitivo, mejora de la memoria.

- **Preparación:** Tomar como suplemento.

- **Beneficios:** Puede favorecer la memoria y la función cognitiva.

- **Seguridad:** Consultar si toma medicamentos; evitar durante el embarazo.

309. Guayusa

- **Usos:** Energía, concentración.
- **Preparación:** Preparar el té.
- **Beneficios:** Contiene cafeína; puede aumentar la energía y la concentración.
- **Seguridad:** Evitar si es sensible a la cafeína o está embarazada.

310. Uva de Oregón

- **Indicaciones:** Apoyo inmunológico, salud de la piel.
- **Preparación:** Preparar una infusión o tomar como tintura.
- **Beneficios:** Contiene berberina; puede favorecer la inmunidad y la piel.
- **Seguridad:** Evitar en caso de embarazo; consultar en caso de medicación.

311. Galanga

- **Indicaciones:** Salud digestiva, alivio de inflamaciones.
- **Preparación:** Preparar té o utilizar como especia en la cocina.
- **Beneficios:** Similar al jengibre; puede reducir las náuseas y la inflamación.
- **Seguridad:** Generalmente seguro en cantidades culinarias; evitar dosis elevadas.

312. Toronjil

- **Indicaciones:** Alivio de la ansiedad, salud digestiva.
- **Preparación:** Preparar un té o utilizar en forma de tintura.
- **Beneficios:** Puede favorecer la relajación y calmar la digestión.
- **Seguridad:** Seguro con moderación; puede interactuar con medicamentos para la tiroides.

313. Enebro

- **Indicaciones:** Salud urinaria, inflamación.
- **Preparación:** Preparar té o utilizar como especia.

- **Beneficios:** Puede ayudar a la salud urinaria y reducir la inflamación.

- **Seguridad:** Evitar en caso de embarazo o problemas renales.

314. Garra del Diablo

- **Aplicaciones:** Alivio del dolor, salud articular.

- **Preparación:** Tomar como suplemento o infusión.

- **Beneficios:** Antiinflamatorio; puede aliviar el dolor articular.

- **Seguridad:** Evitar en caso de embarazo o problemas gastrointestinales.

315. Raíz de uva de Oregón

- **Indicaciones:** Salud de la piel, apoyo digestivo.

- **Preparación:** Utilizar como tintura o infusión.

- **Beneficios:** Contiene berberina; puede mejorar la piel y la digestión.

- **Seguridad:** Evitar en el embarazo; consultar si se toma medicación.

316. Sello de Salomón

- **Aplicaciones:** Salud articular, recuperación de lesiones.

- **Preparación:** Utilizar como tintura o infusión.

- **Beneficios:** Puede favorecer la salud de articulaciones y tendones.

- **Seguridad:** Generalmente seguro; evite el uso prolongado sin orientación profesional.

317. Betony de madera

- **Indicaciones:** Salud del sistema nervioso, dolores de cabeza.

- **Preparación:** Preparar el té.

- **Beneficios:** Tradicionalmente utilizado para calmar los nervios y aliviar los dolores de cabeza.

- **Seguridad:** Generalmente seguro con moderación.

318. Raíz de valeriana

- **Indicaciones:** Apoyo al sueño, alivio de la ansiedad.

- **Preparación:** Preparar una infusión o tomar como tintura.

- **Beneficios:** Puede mejorar la calidad del sueño y reducir la ansiedad.

- **Seguridad:** Evitar en grandes dosis; puede causar somnolencia.

319. Shatavari

- **Usos:** Salud femenina, ayuda a la reproducción.

- **Preparación:** Tomar como suplemento o infusión.

- **Beneficios:** Adaptógeno; favorece el equilibrio hormonal en la mujer.

- **Seguridad:** Generalmente seguro; consultar en caso de embarazo.

320. Amapola de California

- **Aplicaciones:** Ayuda para dormir, alivio del dolor.

- **Preparación:** Preparar una infusión o tomar como tintura.

- **Beneficios:** Puede favorecer la relajación y aliviar dolores leves.

- **Seguridad:** Evitar en caso de embarazo; puede causar somnolencia leve.

321. Sasafrás

- **Indicaciones:** Salud respiratoria, apoyo digestivo.

- **Preparación:** Preparar el té.

- **Beneficios:** Tradicionalmente utilizado para el apoyo respiratorio.

- **Seguridad:** Utilizar con moderación; dosis elevadas pueden ser tóxicas.

322. Semillas de apio

- **Indicaciones:** Salud articular, alivio de inflamaciones.

- **Preparación:** Preparar té o utilizar como especia.

- **Beneficios:** Puede reducir la inflamación y mejorar la salud de las articulaciones.

- **Seguridad:** Evitar en caso de embarazo; consultar en caso de uso prolongado.

323. Eufrasia

- **Usos:** Salud ocular, alivio de la sinusitis.

- **Preparación:** Preparar té o utilizar en colirios.

- **Beneficios:** Puede favorecer la salud ocular y reducir los problemas de sinusitis.

- **Seguridad:** Consultar para uso en lavaojos; evitar en caso de alergia.

324. Flor de tilo

- **Indicaciones:** Alivio de la ansiedad, ayuda al sueño.

- **Preparación:** Preparar el té.

- **Beneficios:** Puede reducir la ansiedad y favorecer un sueño reparador.

- **Seguridad:** Generalmente seguro; evitar en el embarazo.

325. Autocuración (Prunella vulgaris)

- **Indicaciones:** Salud de la piel, apoyo inmunológico.

- **Preparación:** Preparar té o aplicar tópicamente.

- **Beneficios:** Tradicionalmente utilizado para la cicatrización de heridas y el apoyo inmunológico.

- **Seguridad:** Generalmente seguro; evitar en caso de alergia.

326. Manto de la Dama

- **Indicaciones:** Apoyo menstrual, salud de la piel.

- **Preparación:** Preparar el té.

- **Beneficios:** Tradicionalmente utilizado para la salud menstrual y el cuidado de heridas.

- **Seguridad:** Evitar en caso de embarazo; puede causar molestias digestivas leves.

327. Ñame silvestre

- **Usos:** Equilibrio hormonal, apoyo menstrual.

- **Preparación:** Preparar una infusión o tomar como tintura.

- **Beneficios:** Puede favorecer la salud hormonal de la mujer.

- **Seguridad:** Evitar en el embarazo; consultar si se toman medicamentos hormonales.

328. Milenrama

- **Usos:** Curación de heridas, alivio de la fiebre.

- **Preparación:** Preparar té o aplicar tópicamente.

- **Beneficios:** Puede favorecer la cicatrización de heridas y reducir la fiebre.

- **Seguridad:** Evitar en caso de embarazo; puede interactuar con medicamentos anticoagulantes.

329. Arándano

- **Usos:** Salud ocular, circulación.

- **Preparación:** Preparar una infusión o tomar como suplemento.

- **Beneficios:** Alto contenido en antioxidantes; puede favorecer la visión y la circulación.

- **Seguridad:** Generalmente seguro; consultar si se toman anticoagulantes.

330. Coltsfoot

- **Aplicaciones:** Salud respiratoria, alivio de la tos.

- **Preparación:** Preparar el té.

- **Beneficios:** Tradicionalmente utilizado para calmar la tos y los problemas respiratorios.

- **Seguridad:** Utilizar con moderación; no se recomienda su uso a largo plazo.

331. Raíz de regaliz

- **Indicaciones:** Salud digestiva, apoyo respiratorio.

- **Preparación:** Preparar un té o utilizar como tintura.

- **Beneficios:** Puede aliviar el tracto digestivo y el sistema respiratorio.

- **Seguridad:** Evitar en dosis elevadas o en caso de hipertensión.

332. Raíz de malvavisco

- **Indicaciones:** Salud digestiva, alivio del dolor de garganta.

- **Preparación:** Preparar una infusión o una cataplasma.

- **Beneficios:** Calmante de las mucosas; puede aliviar el dolor de garganta.

- **Seguridad:** Generalmente seguro; consultar en caso de diabetes.

333. Flor de saúco

- **Indicaciones:** Alivio del resfriado y la gripe, ayuda contra la alergia.

- **Preparación:** Preparar té o jarabe.

- **Beneficios:** Puede reducir los síntomas del resfriado y favorecer la salud respiratoria.

- **Seguridad:** Evite las bayas inmaduras; pueden causar trastornos digestivos.

334. Albahaca (Tulsi)

- **Usos:** Alivio del estrés, apoyo inmunológico.

- **Preparación:** Preparar una infusión o tomar como suplemento.

- **Beneficios:** Adaptógeno; puede favorecer la resistencia al estrés y la inmunidad.

- **Seguridad:** Generalmente seguro; evitar en el embarazo.

335. Corteza de sauce blanco

- **Indicaciones:** Alivio del dolor, inflamación.

- **Preparación:** Preparar una infusión o tomar como suplemento.

- **Beneficios:** Fuente natural de salicina; puede aliviar el dolor.

- **Seguridad:** Evitar en caso de alergia a la aspirina o si se toman anticoagulantes.

336. Agripalma

- **Usos:** Salud cardiaca, alivio de la ansiedad.

- **Preparación:** Preparar una infusión o tomar como tintura.

- **Beneficios:** Puede favorecer la salud del corazón y reducir la ansiedad.

- **Seguridad:** Evitar en el embarazo; consultar si se toma medicación.

337. Olmo resbaladizo

- **Indicaciones:** Salud digestiva, alivio del dolor de garganta.

- **Preparación:** Preparar una infusión o tomar como pastilla.

- **Beneficios:** Calmante de las vías digestivas y respiratorias.

- **Seguridad:** Generalmente seguro; evitar en caso de embarazo.

338. Menta

- **Indicaciones:** Salud digestiva, alivio del dolor de cabeza.

- **Preparación:** Preparar té o utilizar como aceite esencial.

- **Beneficios:** Puede aliviar las molestias digestivas y las cefaleas tensionales.

- **Seguridad:** Evite el aceite de menta cerca de la cara de los niños.

339. Raíz de diente de león

- **Indicaciones:** Apoyo hepático, digestión.

- **Preparación:** Preparar té o utilizar en tinturas.

- **Beneficios:** Puede favorecer la salud del hígado y la digestión.

- **Seguridad:** Generalmente seguro; evitar en caso de alergia a las margaritas.

340. Salvia

- **Indicaciones:** Apoyo a la memoria, salud digestiva.

- **Preparación:** Preparar té o utilizar en la cocina.

- **Beneficios:** Puede mejorar la memoria y aliviar la digestión.

- **Seguridad:** Evitar dosis elevadas en caso de embarazo.

341. Ortiga

- **Indicaciones:** Ayuda antialérgica, fuente de hierro.

- **Preparación:** Preparar té o cocinar como verduras.

- **Beneficios:** Rico en nutrientes; puede ayudar con las alergias.

- **Seguridad:** Utilice guantes cuando manipule ortigas frescas.

342. Tomillo

- **Indicaciones:** Salud respiratoria, apoyo digestivo.

- **Preparación:** Preparar té o utilizar como condimento.

- **Beneficios:** Antimicrobiano; puede ayudar en problemas respiratorios.

- **Seguridad:** Seguro en cantidades culinarias.

343. Perejil

- **Indicaciones:** Salud renal, digestión.

- **Preparación:** Utilizar té fresco o preparado.

- **Beneficios:** Alto contenido en vitaminas; puede favorecer la salud renal.

- **Seguridad:** Evitar grandes cantidades en caso de embarazo.

344. Raíz de angélica

- **Aplicaciones:** Salud digestiva, alivio del estrés.

- **Preparación:** Preparar una infusión o tomar como tintura.

- **Beneficios:** Puede calmar la digestión y aliviar el estrés.

- **Seguridad:** Evitar en el embarazo; puede aumentar la sensibilidad al sol.

345. Hoja de laurel

- **Indicaciones:** Digestión, apoyo respiratorio.

- **Preparación:** Utilizar en la cocina o preparar té.

- **Beneficios:** Puede favorecer la digestión y la salud respiratoria.

- **Seguridad:** Retire las hojas enteras antes de consumir los platos.

346. Cola de caballo

- **Indicaciones:** Salud ósea, cabello y uñas.

- **Preparación:** Preparar el té.

- **Beneficios:** Rico en sílice; puede favorecer la salud de huesos y uñas.

- **Seguridad:** Evitar en caso de enfermedad renal.

347. Aloe Vera

- **Indicaciones:** Salud de la piel, apoyo digestivo.

- **Preparación:** Aplicar gel o beber zumo.

- **Beneficios:** Calmante para la piel y el tracto digestivo.

- **Seguridad:** Consultar para uso interno; puede causar trastornos digestivos.

348. Raíz de achicoria

- **Aplicaciones:** Salud digestiva, prebiótico.

- **Preparación:** Preparar té o añadir al café.

- **Beneficios:** Fibra prebiótica; puede favorecer la salud intestinal.

- **Seguridad:** Generalmente seguro; evitar en el embarazo.

349. Matricaria

- **Indicaciones:** Alivio de la migraña, inflamación.

- **Preparación:** Preparar una infusión o tomar como suplemento.

- **Beneficios:** Puede reducir la frecuencia de las migrañas.

- **Seguridad:** Evitar en el embarazo; puede interactuar con anticoagulantes.

350. Gotu Kola

- **Usos:** Claridad mental, salud de la piel.

- **Preparación:** Preparar té o utilizar en el cuidado de la piel.

- **Beneficios:** Puede mejorar la función cognitiva y favorecer la piel.

- **Seguridad:** Evitar dosis elevadas; consultar si se toma medicación.

351. Marrubio

- **Indicaciones:** Alivio de la tos, ayuda digestiva.

- **Preparación:** Preparar té o jarabe para la tos.

- **Beneficios:** Conocido por sus propiedades expectorantes; puede aliviar la congestión respiratoria.

- **Seguridad:** Generalmente seguro, pero evitar durante el embarazo.

352. Agrimonia

- **Indicaciones:** Salud digestiva, irritación cutánea.

- **Preparación:** Preparar una infusión o aplicar como cataplasma.

- **Beneficios:** Puede facilitar la digestión y calmar pequeñas irritaciones cutáneas.

- **Seguridad:** Evitar en caso de enfermedad hepática.

353. Artemisa

- **Indicaciones:** Apoyo digestivo, mejora del sueño.

- **Preparación:** Preparar té o utilizar como incienso.

- **Beneficios:** Puede favorecer la digestión y los sueños vívidos.

- **Seguridad:** Evitar en el embarazo; puede provocar reacciones alérgicas.

354. Elecampane

- **Indicaciones:** Salud respiratoria, alivio de la tos.
- **Preparación:** Preparar té o jarabe.
- **Beneficios:** Tradicionalmente utilizado para aliviar los problemas respiratorios y la tos.
- **Seguridad:** Evitar en grandes dosis; consultar en caso de embarazo.

355. Escutelaria

- **Indicaciones:** Alivio de la ansiedad, apoyo al sistema nervioso.
- **Preparación:** Preparar una infusión o tomar como tintura.
- **Beneficios:** Puede calmar los nervios y favorecer la relajación.
- **Seguridad:** Seguro con moderación; consultar para uso prolongado.

356. Coltsfoot

- **Aplicaciones:** Salud respiratoria, alivio de la tos.
- **Preparación:** Preparar el té.
- **Beneficios:** Alivia la tos y los problemas respiratorios.
- **Seguridad:** Evitar el uso prolongado; puede presentar riesgos de toxicidad hepática.

357. Hisopo

- **Indicaciones:** Apoyo respiratorio, refuerzo inmunitario.
- **Preparación:** Preparar té o tintura.
- **Beneficios:** Puede ayudar a la salud respiratoria e inmunitaria.
- **Seguridad:** Evitar en el embarazo; consultar si se toma medicación.

358. Cuchillas

- **Aplicaciones:** Salud del sistema linfático, salud de la piel.
- **Preparación:** Preparar té o utilizar en tintura.

- **Beneficios:** Favorece el sistema linfático y ayuda a la desintoxicación.

- **Seguridad:** Generalmente seguro con moderación.

359. Escoba de carnicero

- **Indicaciones:** Salud circulatoria, apoyo venoso.

- **Preparación:** Preparar té o tomar en cápsulas.

- **Beneficios:** Puede ayudar con las varices y mejorar la circulación.

- **Seguridad:** Evitar en el embarazo; consultar en caso de hipertensión arterial.

360. Plátano

- **Indicaciones:** Salud de la piel, ayuda digestiva.

- **Preparación:** Preparar una infusión o aplicar como cataplasma.

- **Beneficios:** Ayuda con la irritación de la piel y la digestión.

- **Seguridad:** Generalmente seguro; evitar en caso de alergia.

361. Raíz de grava

- **Indicaciones:** Salud renal, apoyo al tracto urinario.

- **Preparación:** Preparar una infusión o tomar como tintura.

- **Beneficios:** Utilizado tradicionalmente para la salud urinaria.

- **Seguridad:** Evitar en el embarazo; consultar para uso prolongado.

362. Muelle amarillo

- **Indicaciones:** Salud hepática, apoyo a la piel.

- **Preparación:** Preparar una infusión o tomar como tintura.

- **Beneficios:** Puede favorecer la función hepática y mejorar la salud de la piel.

- **Seguridad:** Evitar en caso de embarazo; puede tener efectos laxantes.

363. Lavanda azul

- **Indicaciones:** Alivio de la ansiedad, apoyo al sistema nervioso.

- **Preparación:** Preparar una infusión o tomar como tintura.

- **Beneficios:** Puede favorecer la relajación y reducir la ansiedad.

- **Seguridad:** Generalmente seguro; consultar en caso de embarazo.

364. Consuelda

- **Aplicaciones:** Cicatrización de heridas, salud ósea.

- **Preparación:** Aplicar tópicamente; evitar el uso interno.

- **Beneficios:** Conocida como hierba "tejedora de huesos"; puede favorecer la cicatrización de heridas y huesos.

- **Seguridad:** Sólo uso externo; evitar en heridas abiertas.

365. Lúpulo

- **Indicaciones:** Ayuda para dormir, ayuda digestiva.

- **Preparación:** Preparar té o utilizar en tinturas.

- **Beneficios:** Puede favorecer la relajación y mejorar la calidad del sueño.

- **Seguridad:** Evitar en el embarazo; puede causar somnolencia.

366. Reina de los prados

- **Indicaciones:** Alivio del dolor, salud digestiva.

- **Preparación:** Preparar el té.

- **Beneficios:** Fuente natural de salicina; puede ayudar a aliviar el dolor.

- **Seguridad:** Evitar en caso de alergia a la aspirina.

367. Marrubio

- **Indicaciones:** Salud respiratoria, ayuda digestiva.

- **Preparación:** Preparar té o jarabe para la tos.

- **Beneficios:** Expectorante; puede aliviar la congestión respiratoria.

- **Seguridad:** Evitar en el embarazo; consultar para uso prolongado.

368. Pleuresía Raíz

- **Indicaciones:** Apoyo respiratorio, alivio de la tos.

- **Preparación:** Preparar el té.

- **Beneficios:** Tradicionalmente utilizado para favorecer la salud pulmonar.

- **Seguridad:** Evitar en el embarazo; consultar para uso prolongado.

369. Cardo bendito

- **Indicaciones:** Salud digestiva, apoyo hepático.

- **Preparación:** Preparar el té.

- **Beneficios:** Tradicionalmente utilizado para el apoyo digestivo y hepático.

- **Seguridad:** Evitar en caso de embarazo o lactancia.

370. Anís

- **Usos:** Salud digestiva, salud respiratoria.

- **Preparación:** Preparar té o utilizar como especia.

- **Beneficios:** Puede ayudar en problemas digestivos y respiratorios.

- **Seguridad:** Evitar dosis elevadas; consultar en caso de embarazo.

371. Perejil

- **Indicaciones:** Salud renal, digestión.

- **Preparación:** Preparar té o utilizar en la cocina.

- **Beneficios:** Puede favorecer la salud renal y ayudar a la digestión.

- **Seguridad:** Evitar en grandes cantidades durante el embarazo.

372. Alfalfa

- **Usos:** Refuerzo nutricional, apoyo hormonal.

- **Preparación:** Preparar un té o añadir los brotes a las ensaladas.

- **Beneficios:** Alto contenido en nutrientes; puede favorecer el equilibrio hormonal.

- **Seguridad:** Evitar si padece enfermedades autoinmunes.

373. Semilla de alcaravea

- **Indicaciones:** Ayuda digestiva, salud respiratoria.

- **Preparación:** Preparar té o utilizar como especia.

- **Beneficios:** Puede aliviar las molestias digestivas.

- **Seguridad:** Generalmente seguro en cantidades culinarias.

374. Bálsamo de abeja

- **Indicaciones:** Salud respiratoria, ayuda digestiva.

- **Preparación:** Preparar una infusión o utilizar por vía tópica.

- **Beneficios:** Antimicrobiano; puede ayudar a la salud respiratoria y digestiva.

- **Seguridad:** Generalmente seguro; evitar en caso de alergia.

375. Fresno espinoso

- **Usos:** Circulación, alivio del dolor.

- **Preparación:** Preparar una infusión o tomar como tintura.

- **Beneficios:** Tradicionalmente utilizado para mejorar la circulación.

- **Seguridad:** Evitar en el embarazo; consultar para uso prolongado.

376. Seta Reishi

- **Aplicaciones:** Apoyo inmunológico, resistencia al estrés.

- **Preparación:** Preparar una infusión o tomar como suplemento.

- **Beneficios:** Adaptógeno; puede favorecer la salud inmunitaria.

- **Seguridad:** Generalmente seguro; consultar si toma inmunosupresores.

377. Lobelia

- **Utilizaciones:** Salud respiratoria, relajación muscular.

- **Preparación:** Preparar té o utilizar en tinturas.

- **Beneficios:** Puede aliviar problemas respiratorios y relajar los músculos.

- **Seguridad:** Evitar dosis elevadas; puede provocar náuseas.

378. Wintergreen

- **Indicaciones:** Alivio del dolor, inflamación.

- **Preparación:** Uso tópico o infusión con moderación.

- **Beneficios:** Fuente natural de salicilato de metilo; puede aliviar el dolor.

- **Seguridad:** Evitar el uso interno; tóxico en dosis elevadas.

379. Polen de abeja

- **Aplicaciones:** Apoyo nutricional, alivio de alergias.

- **Preparación:** Añadir a batidos o cereales.

- **Beneficios:** Denso en nutrientes; puede favorecer la salud inmunitaria.

- **Seguridad:** Evitar en caso de alergia al polen.

380. Semillas de hinojo

- **Indicaciones:** Salud digestiva, apoyo respiratorio.

- **Preparación:** Preparar té o utilizar en la cocina.

- **Beneficios:** Alivia la digestión; puede aliviar problemas respiratorios.

- **Seguridad:** Generalmente seguro; evitar en dosis altas durante el embarazo.

381. Pasiflora

- **Indicaciones:** Alivio de la ansiedad, ayuda para dormir.
- **Preparación:** Preparar té o tomar como tintura.
- **Beneficios:** Puede favorecer la relajación y reducir la ansiedad.
- **Seguridad:** Puede causar somnolencia; evitar en el embarazo.

382. Malva

- **Indicaciones:** Salud digestiva, calmante de la piel.
- **Preparación:** Preparar té o aplicar tópicamente.
- **Beneficios:** Calma las mucosas y la piel irritada.
- **Seguridad:** Generalmente seguro; consultar para uso prolongado.

383. Marrubio

- **Indicaciones:** Alivio de la tos, salud digestiva.
- **Preparación:** Preparar té o jarabe para la tos.
- **Beneficios:** Tradicionalmente utilizado para problemas respiratorios.
- **Seguridad:** Evitar en el embarazo.

384. Meliloto

- **Usos:** Circulación, salud de la sangre.
- **Preparación:** Preparar té o utilizar en tinturas.
- **Beneficios:** Puede mejorar la circulación y favorecer la salud de las venas.
- **Seguridad:** Evitar en dosis elevadas; contiene cumarina.

385. Gotu Kola

- **Aplicaciones:** Apoyo cognitivo, salud de la piel.
- **Preparación:** Preparar té o utilizar en el cuidado de la piel.

- **Beneficios:** Puede mejorar la memoria y favorecer la piel.

- **Seguridad:** Evitar dosis elevadas; consultar si se toma medicación.

386. Milenrama

- **Usos:** Curación de heridas, alivio de la fiebre.

- **Preparación:** Preparar té o aplicar tópicamente.

- **Beneficios:** Puede favorecer la cicatrización y reducir la fiebre.

- **Seguridad:** Evitar en caso de embarazo; puede interactuar con medicamentos anticoagulantes

387. Fo-Ti

- **Usos:** Salud capilar, longevidad.

- **Preparación:** Preparar una infusión o tomar como suplemento.

- **Beneficios:** Puede favorecer el crecimiento del cabello y la vitalidad general.

- **Seguridad:** Consultar en caso de uso prolongado; puede provocar trastornos digestivos.

388. Ajenjo

- **Indicaciones:** Apoyo digestivo, infecciones parasitarias.

- **Preparación:** Preparar una infusión o tomar como tintura.

- **Beneficios:** Tradicionalmente utilizado para combatir los parásitos digestivos y favorecer la digestión.

- **Seguridad:** Evitar en el embarazo; tóxico en dosis elevadas.

389. Raíz de valeriana

- **Usos:** Ayuda para dormir, relajación.

- **Preparación:** Preparar una infusión o tomar en cápsulas.

- **Beneficios:** Conocido por sus efectos calmantes; puede mejorar la calidad del sueño.

- **Seguridad:** Puede causar somnolencia; evite su uso prolongado.

390. Bayberry

- **Indicaciones:** Salud respiratoria, apoyo digestivo.

- **Preparación:** Preparar una infusión o una cataplasma.

- **Beneficios:** Puede aliviar la congestión y favorecer la digestión.

- **Seguridad:** Evitar en grandes dosis; puede causar trastornos digestivos.

391. Manto de la Dama

- **Indicaciones:** Apoyo menstrual, cicatrización de heridas.

- **Preparación:** Preparar té o aplicar tópicamente.

- **Beneficios:** Tradicionalmente utilizado para aliviar los síntomas menstruales y favorecer la cicatrización de la piel.

- **Seguridad:** Evitar en el embarazo.

392. Mirra

- **Indicaciones:** Salud bucodental, apoyo inmunitario.

- **Preparación:** Utilizar en tinturas o en enjuagues bucales.

- **Beneficios:** Propiedades antimicrobianas; favorece la salud bucodental.

- **Seguridad:** Evitar en el embarazo; consultar si se toma medicación.

393. Buchu

- **Indicaciones:** Salud urinaria, apoyo renal.

- **Preparación:** Preparar té o tomar en tintura.

- **Beneficios:** Puede aliviar las molestias del tracto urinario y favorecer la función renal.

- **Seguridad:** Evitar en el embarazo y consultar en caso de uso prolongado.

394. Raíz de grava

- **Indicaciones:** Apoyo renal, salud urinaria.

- **Preparación:** Preparar té o utilizar en tintura.

- **Beneficios:** Favorece la salud urinaria; se utiliza tradicionalmente para los cálculos renales.

- **Seguridad:** Evitar en el embarazo; consultar si se toma medicación.

395. Eleuthero (Ginseng siberiano)

- **Usos:** Energía, apoyo inmunológico.

- **Preparación:** Preparar una infusión o tomar como suplemento.

- **Beneficios:** Adaptógeno que puede aumentar la energía y la resistencia inmunitaria.

- **Seguridad:** Evitar en el embarazo; consultar si se toma medicación.

396. Champiñón Chaga

- **Usos:** Apoyo inmunológico, refuerzo antioxidante.

- **Preparación:** Preparar en infusión o tomar como suplemento.

- **Beneficios:** Conocido por su apoyo inmunológico y su alto contenido en antioxidantes.

- **Seguridad:** Generalmente seguro; consultar si se toman medicamentos anticoagulantes.

397. Cola de caballo

- **Indicaciones:** Salud ósea, piel y cabello.

- **Preparación:** Preparar una infusión o utilizar en cataplasma.

- **Beneficios:** Alto contenido en sílice, favorece el cabello, la piel y las uñas.

- **Seguridad:** Evitar en grandes dosis; consultar si tiene problemas renales.

398. Nardo

- **Usos:** Salud respiratoria, salud de la piel.

- **Preparación:** Utilizar en aromaterapia o aplicar tópicamente.

- **Beneficios:** Conocido por sus efectos calmantes y apoyo respiratorio.

- **Seguridad:** Generalmente seguro; evitar en caso de alergia.

399. Prunella (Autocuración)

- **Aplicaciones:** Cicatrización de heridas, apoyo inmunológico.

- **Preparación:** Preparar té o aplicar tópicamente.

- **Beneficios:** Conocido por la curación de heridas y el apoyo inmunológico.

- **Seguridad:** Generalmente seguro; evitar en caso de alergia.

400. Flor de tilo

- **Usos:** Relajación, salud respiratoria.

- **Preparación:** Preparar el té.

- **Beneficios:** Puede ayudar a la relajación y aliviar problemas respiratorios.

- **Seguridad:** Generalmente seguro; evitar en grandes dosis.

401. Olmo resbaladizo

- **Indicaciones:** Salud digestiva, calmante de garganta.

- **Preparación:** Preparar un té o tomar pastillas.

- **Beneficios:** Alivia la garganta y el tracto digestivo.

- **Seguridad:** Generalmente seguro; evitar en caso de embarazo.

402. Corteza de roble blanco

- **Indicaciones:** Salud de la piel, apoyo digestivo.

- **Preparación:** Preparar una infusión o utilizar como cataplasma.

- **Beneficios:** Astringente; puede ayudar en la cicatrización de heridas.

- **Seguridad:** Evitar en el embarazo; el uso interno puede causar trastornos digestivos.

403. Yerba Mate

- **Usos:** Energía, claridad mental.

- **Preparación:** Preparar como un té.

- **Beneficios:** Fuente natural de cafeína; puede mejorar la concentración.

- **Seguridad:** Limitar la ingesta; un uso excesivo puede causar trastornos digestivos.

404. Efedra (Ma Huang)

- **Usos:** Salud respiratoria, energía.

- **Preparación:** Preparar té (restringido en algunas regiones).

- **Beneficios:** Conocido por sus efectos estimulantes y apoyo respiratorio.

- **Seguridad:** Consultar con precaución; evitar en dosis elevadas.

405. Anís estrellado

- **Indicaciones:** Salud digestiva, apoyo inmunológico.

- **Preparación:** Preparar té o utilizar en la cocina.

- **Beneficios:** Puede ayudar a la digestión y favorecer la inmunidad.

- **Seguridad:** Evite el anís estrellado japonés debido a su toxicidad.

406. Corteza de fresno

- **Indicaciones:** Salud articular, salud digestiva.

- **Preparación:** Preparar el té.

- **Beneficios:** Tradicionalmente utilizado para la salud articular y la digestión.

- **Seguridad:** Evitar en el embarazo; puede causar molestias digestivas leves.

407. Shatavari

- **Usos:** Equilibrio hormonal, salud reproductiva.

- **Preparación:** Tomar como suplemento o infusión.

- **Beneficios:** Adaptógeno; puede favorecer la salud reproductiva femenina.

- **Seguridad:** Evitar en el embarazo salvo bajo control médico.

408. Corteza de calambre

- **Indicaciones:** Alivio del dolor menstrual, relajación muscular.

- **Preparación:** Preparar té o utilizar tintura.

- **Beneficios:** Conocido por aliviar los espasmos y calambres musculares.

- **Seguridad:** Generalmente seguro; consultar en caso de embarazo.

409. Cardo bendito

- **Indicaciones:** Salud digestiva, apoyo a la lactancia.

- **Preparación:** Preparar el té.

- **Beneficios:** Tradicionalmente utilizado para estimular la lactancia y mejorar la digestión.

- **Seguridad:** Evitar en el embarazo.

410. Hoja de abedul

- **Usos:** Salud de la piel, salud de las articulaciones.

- **Preparación:** Preparar un té o utilizar en un baño.

- **Beneficios:** Tradicionalmente utilizado para problemas de piel y apoyo articular.

- **Seguridad:** Generalmente seguro; evitar en grandes dosis.

411. Raíz de angélica

- **Utilizaciones:** Salud respiratoria, digestión.

- **Preparación:** Preparar el té.

- **Beneficios:** Puede aliviar problemas respiratorios y ayudar a la digestión.

- **Seguridad:** Evitar en el embarazo; puede interactuar con medicamentos.

412. Anís Hisopo

- **Usos:** Salud respiratoria, digestión.

- **Preparación:** Preparar té o utilizar en la cocina.

- **Beneficios:** Puede favorecer la digestión y aliviar problemas respiratorios.

- **Seguridad:** Generalmente seguro; evitar en dosis altas.

413. Acedera

- **Usos:** Salud de la piel, desintoxicación.

- **Preparación:** Preparar té o utilizar en cataplasma.

- **Beneficios:** Conocido por la desintoxicación y el apoyo a la piel.

- **Seguridad:** Evitar en dosis altas; puede tener efectos laxantes leves.

414. Raíz Roja

- **Aplicaciones:** Salud linfática, apoyo inmunitario.

- **Preparación:** Preparar un té o tomar una tintura.

- **Beneficios:** Tradicionalmente utilizado para apoyar el sistema linfático.

- **Seguridad:** Evitar en el embarazo; consultar para uso prolongado.

415. Perejil

- **Indicaciones:** Salud digestiva, apoyo renal.

- **Preparación:** Preparar té o utilizar en la cocina.

- **Beneficios:** Propiedades diuréticas; puede favorecer la salud renal.

- **Seguridad:** Evitar grandes cantidades durante el embarazo.

416. Raíz de bardana

- **Indicaciones:** Apoyo hepático, salud de la piel.

- **Preparación:** Preparar una infusión o tomar como suplemento.

- **Beneficios:** Desintoxica y favorece la función hepática.

- **Seguridad:** Generalmente seguro; puede causar molestias digestivas leves.

417. Cimicifuga racemosa

- **Indicaciones:** Salud menstrual, apoyo al parto.

- **Preparación:** Preparar té o tomar en tintura (con precaución).

- **Beneficios:** Utilizado tradicionalmente para la salud menstrual.

- **Seguridad:** Evitar durante el embarazo salvo bajo supervisión.

418. Bloodroot

- **Usos:** Afecciones cutáneas, salud respiratoria.

- **Preparación:** Aplicar tópicamente o tomar en pequeñas dosis.

- **Beneficios:** Propiedades antimicrobianas; favorece la salud de la piel.

- **Seguridad:** Uso tópico con precaución; el uso interno puede ser tóxico.

419. Wintergreen

- **Indicaciones:** Alivio del dolor, inflamación.

- **Preparación:** Uso tópico en forma de aceite o cataplasma.

- **Beneficios:** Contiene salicilato de metilo, eficaz para aliviar el dolor.

- **Seguridad:** Evítese su ingestión; tóxico si se utiliza incorrectamente.

420. Sasafrás

- **Usos:** Purificación de la sangre, salud respiratoria.

- **Preparación:** Preparar el té en pequeñas dosis.

- **Beneficios:** Tradicionalmente utilizado para la salud respiratoria y sanguínea.

- **Seguridad:** Evitar el uso prolongado; puede contener safrol.

421. Usnea (Barba de viejo)

- **Aplicaciones:** Apoyo inmunológico, cicatrización de heridas.

- **Preparación:** Preparar una infusión o aplicar como cataplasma.

- **Beneficios:** Propiedades antibióticas naturales; favorece la inmunidad.

- **Seguridad:** Generalmente seguro en uso moderado.

422. Escutelaria china

- **Indicaciones:** Antiinflamatorio, apoyo hepático.

- **Preparación:** Preparar una infusión o tomar como suplemento.

- **Beneficios:** Favorece el hígado y reduce la inflamación.

- **Seguridad:** Consultar para uso prolongado; evitar en el embarazo.

423. Coltsfoot

- **Indicaciones:** Apoyo respiratorio, alivio de la tos.

- **Preparación:** Preparar el té.

- **Beneficios:** Alivia la tos y la irritación respiratoria.

- **Seguridad:** Evitar el uso prolongado debido al potencial de toxicidad hepática.

424. Sello de oro

- **Indicaciones:** Apoyo inmunológico, salud digestiva.

- **Preparación:** Preparar una infusión o tomar en cápsulas.

- **Beneficios:** Conocido por sus propiedades antibacterianas y antiinflamatorias.

- **Seguridad:** Evitar el uso prolongado; no recomendado para mujeres embarazadas.

425. Alholva

- **Indicaciones:** Equilibrio del azúcar en sangre, apoyo a la lactancia.

- **Preparación:** Preparar té o utilizar en la cocina.

- **Beneficios:** Puede ayudar a controlar el azúcar en sangre y favorecer la producción de leche.

- **Seguridad:** Generalmente seguro; evitar en grandes dosis durante el embarazo.

426. Uña de gato

- **Indicaciones:** Apoyo inmunológico, antiinflamatorio.

- **Preparación:** Preparar una infusión o tomar en cápsulas.

- **Beneficios:** Conocido por sus efectos antiinflamatorios y de refuerzo inmunitario.

- **Seguridad:** Evitar durante el embarazo; consultar en caso de uso prolongado.

427. Gymnema silvestre

- **Indicaciones:** Regulación del azúcar en sangre, control del peso.

- **Preparación:** Tomar como suplemento.

- **Beneficios:** Puede ayudar a frenar los antojos de azúcar y equilibrar el azúcar en sangre.

- **Seguridad:** Generalmente seguro; controlar el azúcar en sangre si es diabético.

428. Seta Reishi

- **Usos:** Apoyo inmunológico, alivio del estrés.

- **Preparación:** Preparar como té o tomar como suplemento.

- **Beneficios:** Adaptógeno conocido por sus efectos inmunoestimulantes y calmantes.

- **Seguridad:** Generalmente seguro; consultar si se toman medicamentos inmunosupresores.

429. Agripalma

- **Usos:** Salud cardiaca, apoyo menstrual.

- **Preparación:** Preparar té o tomar en tintura.

- **Beneficios:** Puede favorecer la función cardiaca y aliviar los síntomas menstruales.

- **Seguridad:** Evitar en el embarazo.

430. Hoja de alcachofa

- **Indicaciones:** Salud hepática, ayuda digestiva.

- **Preparación:** Preparar una infusión o tomar como suplemento.

- **Beneficios:** Favorece la función hepática y la digestión.

- **Seguridad:** Evitar en problemas de cálculos biliares; por lo demás, generalmente seguro.

431. Arándano

- **Indicaciones:** Salud ocular, apoyo antioxidante.

- **Preparación:** Preparar una infusión o tomar como suplemento.

- **Beneficios:** Puede mejorar la salud ocular y la circulación.

- **Seguridad:** Generalmente seguro en cantidades moderadas.

432. Dong Quai

- **Usos:** Equilibrio hormonal, salud menstrual.

- **Preparación:** Preparar una infusión o tomar en cápsulas.

- **Beneficios:** Conocido como "tónico femenino"; favorece el ciclo menstrual.

- **Seguridad:** Evitar durante el embarazo y con medicamentos anticoagulantes.

433. Espino blanco

- **Indicaciones:** Salud cardiovascular, apoyo a la presión arterial.

- **Preparación:** Preparar una infusión o tomar como tintura.

- **Beneficios:** Puede fortalecer el corazón y mejorar la circulación.

- **Seguridad:** Consultar si se toman medicamentos para el corazón.

434. Lobelia

- **Utilizaciones:** Salud respiratoria, relajación muscular.

- **Preparación:** Preparar té o utilizar en pequeñas dosis de tintura.

- **Beneficios:** Puede ayudar a despejar las vías respiratorias y relajar los músculos.

- **Seguridad:** Tóxico en dosis elevadas; utilizar sólo bajo supervisión.

435. Hoja de olivo

- **Indicaciones:** Apoyo inmunológico, salud cardiovascular.

- **Preparación:** Preparar una infusión o tomar en cápsulas.

- **Beneficios:** Conocido por sus propiedades antivirales y de apoyo al corazón.

- **Seguridad:** Generalmente seguro; consultar para uso prolongado.

436. Seda de maíz

- **Indicaciones:** Salud urinaria, apoyo a la vejiga.

- **Preparación:** Preparar el té.

- **Beneficios:** Puede ayudar a aliviar las molestias del tracto urinario.

- **Seguridad:** Generalmente seguro; consultar en caso de embarazo.

437. Zarzaparrilla

- **Aplicaciones:** Salud de la piel, desintoxicación.

- **Preparación:** Preparar una infusión o tomar en cápsulas.

- **Beneficios:** Tradicionalmente utilizado para la piel y como purificador de la sangre.

- **Seguridad:** Generalmente seguro; consultar para uso prolongado.

438. Guggul

- **Indicaciones:** Control del colesterol, apoyo articular.

- **Preparación:** Tomar como suplemento.

- **Beneficios:** Conocido por sus efectos antiinflamatorios y su apoyo al colesterol.

- **Seguridad:** Consultar en caso de embarazo o medicación.

439. Yerba Santa

- **Indicaciones:** Salud respiratoria, alivio de la tos.

- **Preparación:** Preparar té o utilizar en inhalación de vapor.

- **Beneficios:** Conocido por descongestionar y favorecer la salud respiratoria.

- **Seguridad:** Generalmente seguro; evitar en caso de alergia.

440. Galanga

- **Indicaciones:** Salud digestiva, antiinflamatorio.

- **Preparación:** Preparar té o utilizar en la cocina.

- **Beneficios:** Conocido por aliviar los problemas digestivos y la salud de las articulaciones.

- **Seguridad:** Generalmente seguro; utilizar con precaución si es sensible al jengibre.

441. Graviola (Guanábana)

- **Indicaciones:** Apoyo inmunológico, antioxidante.

- **Preparación:** Preparar una infusión o tomar como suplemento.

- **Beneficios:** Conocido por sus propiedades de refuerzo inmunitario y potencial anticancerígeno.

- **Seguridad:** Consultar para uso prolongado; evitar durante el embarazo.

442. Hoja de ortiga

- **Aplicaciones:** Salud articular, alivio de alergias.

- **Preparación:** Preparar té o utilizar en la cocina.

- **Beneficios:** Puede ayudar con las alergias estacionales y la inflamación.

- **Seguridad:** Generalmente seguro; manipular las hojas frescas con cuidado para evitar picaduras.

443. Marrubio

- **Indicaciones:** Salud respiratoria, alivio de la tos.

- **Preparación:** Preparar un té o tomarlo como jarabe.

- **Beneficios:** Puede aliviar la tos y favorecer la salud respiratoria.

- **Seguridad:** Evitar en el embarazo; no se recomienda su uso a largo plazo.

444. Celidonia mayor

- **Indicaciones:** Apoyo hepático, ayuda digestiva.

- **Preparación:** Preparar el té.

- **Beneficios:** Utilizado tradicionalmente para la salud del hígado y la vesícula biliar.

- **Seguridad:** Utilizar con precaución; evitar en grandes dosis o con afecciones hepáticas.

445. Lúpulo

- **Usos:** Ayuda para dormir, relajación.

- **Preparación:** Preparar té o utilizar en tintura.

- **Beneficios:** Puede mejorar la calidad del sueño y reducir la ansiedad.

- **Seguridad:** Generalmente seguro; puede causar somnolencia.

446. Raíz de kava

- **Indicaciones:** Alivio de la ansiedad, relajación.

- **Preparación:** Preparar una infusión o tomar en cápsulas.

- **Beneficios:** Conocido por sus efectos calmantes; a menudo se utiliza para la ansiedad leve.

- **Seguridad:** Evitar el uso prolongado debido al riesgo de toxicidad hepática.

447. Borraja

- **Indicaciones:** Salud de la piel, apoyo suprarrenal.

- **Preparación:** Preparar té o utilizar aceite por vía tópica.

- **Beneficios:** Favorece la piel y puede ayudar a la función suprarrenal.

- **Seguridad:** Evitar en el embarazo; utilizar el aceite con moderación.

448. Albahaca (Tulsi)

- **Usos:** Alivio del estrés, apoyo inmunológico.

- **Preparación:** Preparar una infusión o tomar como suplemento.

- **Beneficios:** Adaptógeno conocido por la reducción del estrés y el apoyo inmunológico.

- **Seguridad:** Generalmente seguro; consultar si se toman medicamentos anticoagulantes.

449. Raíz de genciana

- **Indicaciones:** Apoyo digestivo, estimulante del apetito.

- **Preparación:** Preparar té o tomar en tintura.

- **Beneficios:** Conocido por favorecer la digestión y estimular el apetito.

- **Seguridad:** Evitar en úlceras de estómago o reflujo ácido.

450. Raíz de achicoria

- **Indicaciones:** Salud digestiva, apoyo hepático.

- **Preparación:** Preparar como té o sucedáneo del café.

- **Beneficios:** Favorece la digestión y la función hepática.

- **Seguridad:** Generalmente seguro; evitar en caso de alergia a la ambrosía.

451. Pasiflora

- **Indicaciones:** Ayuda para dormir, alivio de la ansiedad.

- **Preparación:** Preparar un té o utilizar como tintura.

- **Beneficios:** Efectos calmantes; puede ayudar a conciliar el sueño y la ansiedad leve.

- **Seguridad:** Puede causar somnolencia; evitar con sedantes.

452. Hoja de plátano

- **Usos:** Curación de la piel, salud digestiva.

- **Preparación:** Preparar té o aplicar tópicamente.

- **Beneficios:** Conocido por calmar las irritaciones de la piel y ayudar a la digestión.

- **Seguridad:** Generalmente seguro; evitar en caso de alergia.

453. Gordolobo

- **Indicaciones:** Salud respiratoria, infecciones de oído.

- **Preparación:** Prepara un té o un aceite para los oídos.

- **Beneficios:** Alivia las vías respiratorias y ayuda a la salud del oído.

- **Seguridad:** Generalmente seguro; evitar en caso de alergia.

454. Musgo de Islandia

- **Indicaciones:** Apoyo respiratorio, salud digestiva.

- **Preparación:** Preparar el té.

- **Beneficios:** Tradicionalmente utilizado para problemas respiratorios y como demulcente.

- **Seguridad:** Generalmente seguro; evitar en caso de alergia.

455. Baya de Schisandra

- **Usos:** Apoyo hepático, aumento de energía.

- **Preparación:** Preparar una infusión o tomar como suplemento.

- **Beneficios:** Adaptógeno que puede mejorar la salud hepática y la resistencia.

- **Seguridad:** Consultar en caso de embarazo o toma de medicamentos.

456. Alfalfa

- **Indicaciones:** Apoyo nutricional, salud articular.

- **Preparación:** Preparar una infusión o tomar como suplemento.

- **Beneficios:** Rico en nutrientes; favorece el bienestar general y la salud de las articulaciones.

- **Seguridad:** Generalmente seguro; evitar grandes dosis durante el embarazo.

457. Matricaria

- **Indicaciones:** Alivio de la migraña, antiinflamatorio.

- **Preparación:** Preparar una infusión o tomar en cápsulas.

- **Beneficios:** Conocido por ayudar a reducir la frecuencia de las migrañas.

- **Seguridad:** Evitar en el embarazo; puede interactuar con medicamentos anticoagulantes.

458. Dulce bandera (Calamus)

- **Indicaciones:** Salud digestiva, apoyo respiratorio.

- **Preparación:** Preparar té o utilizar en tintura.

- **Beneficios:** Tradicionalmente utilizado para el apoyo digestivo y la congestión.

- **Seguridad:** Evitar el uso prolongado; algunas especies pueden ser tóxicas.

459. Marrubio

- **Indicaciones:** Salud digestiva, apoyo respiratorio.

- **Preparación:** Preparar té o jarabe.

- **Beneficios:** Conocido por aliviar la tos y

460. Casco de nogal negro

- **Aplicaciones:** Infecciones parasitarias, salud de la piel.

- **Preparación:** Tomar en forma de tintura o cápsula.

- **Beneficios:** Conocido por sus propiedades antifúngicas y antiparasitarias.

- **Seguridad:** Utilizar con precaución; puede causar molestias gastrointestinales.

461. Raíz de diente de león

- **Indicaciones:** Salud hepática, desintoxicación.

- **Preparación:** Preparar una infusión o tomar como suplemento.

- **Beneficios:** Favorece la función hepática y la digestión.

- **Seguridad:** Generalmente seguro; puede causar reacciones alérgicas en algunas personas.

462. Morera

- **Usos:** Regulación del azúcar en sangre, salud respiratoria.

- **Preparación:** Consumir fresco o preparar té con las hojas.

- **Beneficios:** Puede ayudar a reducir los niveles de azúcar en sangre y mejorar la salud respiratoria.

- **Seguridad:** Generalmente seguro; evitar el consumo excesivo.

463. Árbol casto (Vitex)

- **Usos:** Equilibrio hormonal, salud menstrual.

- **Preparación:** Tomar como tintura o suplemento.

- **Beneficios:** A menudo se utiliza para aliviar el síndrome premenstrual y regular los ciclos.

- **Seguridad:** Evitar en el embarazo; consultar si se toman medicamentos hormonales.

464. Cáscara de naranja dulce

- **Indicaciones:** Ayuda digestiva, alivio de la ansiedad.

- **Preparación:** Preparar té o utilizar en la cocina.

- **Beneficios:** Conocido por aliviar problemas digestivos y promover la relajación.

- **Seguridad:** Generalmente seguro; evitar el consumo excesivo.

465. Yerba Mate

- **Usos:** Aumento de energía, claridad mental.

- **Preparación:** Preparar como té.

- **Beneficios:** Contiene cafeína; aumenta el estado de alerta y la energía.

- **Seguridad:** Utilizar con precaución en caso de sensibilidad a la cafeína.

466. Ginkgo Biloba

- **Aplicaciones:** Apoyo cognitivo, circulación.

- **Preparación:** Tomar como suplemento o infusión.

- **Beneficios:** Puede mejorar la memoria y el flujo sanguíneo.

- **Seguridad:** Consultar si se toman anticoagulantes; puede interactuar con medicamentos.

467. Gotu Kola

- **Usos:** Apoyo cognitivo, cicatrización de heridas.

- **Preparación:** Preparar una infusión o tomar como suplemento.

- **Beneficios:** Tradicionalmente utilizado para la claridad mental y la curación de la piel.

- **Seguridad:** Generalmente seguro; evitar el uso excesivo.

468. Aceite de coco

- **Indicaciones:** Salud de la piel, ayuda digestiva.

- **Preparación:** Utilizar por vía tópica o consumir.

- **Beneficios:** Propiedades antimicrobianas y favorece la hidratación de la piel.

- **Seguridad:** Generalmente seguro; consultar en caso de alergia al coco.

469. Rosa Mosqueta

- **Indicaciones:** Salud de la piel, apoyo inmunológico.

- **Preparación:** Preparar té o utilizar como aceite.

- **Beneficios:** Alto contenido en vitamina C y antioxidantes; favorece la piel y la inmunidad.

- **Seguridad:** Generalmente seguro; puede causar molestias digestivas en algunas personas.

470. Tomillo

- **Indicaciones:** Salud respiratoria, ayuda digestiva.

- **Preparación:** Utilizar en la cocina o preparar té.

- **Beneficios:** Conocido por sus propiedades antimicrobianas y calmantes de la tos.

- **Seguridad:** Generalmente seguro; evitar cantidades excesivas.

471. Raíz de astrágalo

- **Indicaciones:** Apoyo inmunológico, refuerzo energético.

- **Preparación:** Preparar una infusión o tomar como suplemento.

- **Beneficios:** Puede mejorar la función inmunitaria y los niveles de energía.

- **Seguridad:** Generalmente seguro; consultar si toma inmunosupresores.

472. Hierba de San Juan

- **Indicaciones:** Apoyo al estado de ánimo, depresión leve.

- **Preparación:** Preparar una infusión o tomar como suplemento.

- **Beneficios:** Tradicionalmente utilizado para mejorar el estado de ánimo y aliviar la ansiedad.

- **Seguridad:** Puede interactuar con medicamentos; consultar antes de usar.

473. Lavanda

- **Indicaciones:** Alivio de la ansiedad, ayuda para dormir.

- **Preparación:** Prepara un té, utiliza aceite esencial o añádelo al baño.

- **Beneficios:** Efectos calmantes; favorece la relajación y el sueño.

- **Seguridad:** Generalmente seguro; utilice los aceites esenciales con precaución.

474. Semillas de hinojo

- **Indicaciones:** Salud digestiva, alivio de la hinchazón.

- **Preparación:** Preparar té o masticar las semillas.

- **Beneficios:** Puede aliviar la hinchazón y mejorar la digestión.

- **Seguridad:** Generalmente seguro; consultar en caso de embarazo.

475. Trébol rojo

- **Usos:** Equilibrio hormonal, salud de la piel.

- **Preparación:** Preparar una infusión o tomar como suplemento.

- **Beneficios:** Tradicionalmente utilizado para los síntomas de la menopausia y afecciones de la piel.

- **Seguridad:** Consultar en caso de terapia hormonal o anticoagulantes.

476. Semilla de anís

- **Indicaciones:** Ayuda digestiva, alivio de la tos.

- **Preparación:** Preparar té o utilizar en la cocina.

- **Beneficios:** Conocido por aliviar las molestias digestivas y la tos.

- **Seguridad:** Generalmente seguro; evitar cantidades excesivas.

477. Cilantro

- **Indicaciones:** Desintoxicación, apoyo digestivo.

- **Preparación:** Utilizar fresco en ensaladas o como guarnición.

- **Beneficios:** Puede ayudar a desintoxicar metales pesados y favorecer la digestión.

- **Seguridad:** Generalmente seguro; evitar en caso de alergia.

478. Cardo mariano

- **Aplicaciones:** Salud hepática, desintoxicación.

- **Preparación:** Tomar como suplemento o infusión.

- **Beneficios:** Conocido por favorecer la función hepática y la desintoxicación.

- **Seguridad:** Generalmente seguro; consultar en caso de alergia a la ambrosía.

479. Agracejo

- **Indicaciones:** Salud digestiva, apoyo hepático.

- **Preparación:** Preparar una infusión o tomar como suplemento.

- **Beneficios:** Puede ayudar a la digestión y mejorar la función hepática.

- **Seguridad:** Consultar si está embarazada o tomando ciertos medicamentos.

480 Musgo marino

- **Indicaciones:** Apoyo nutricional, salud tiroidea.

- **Preparación:** Consumir crudo o como gel en batidos.

- **Beneficios:** Rico en yodo y minerales; favorece la salud en general.

- **Seguridad:** Generalmente seguro; consultar si se toma medicación para la tiroides.

481. Corteza de Arjuna

- **Usos:** Salud del corazón, circulación.

- **Preparación:** Preparar una infusión o tomar como suplemento.

- **Beneficios:** Tradicionalmente utilizado para la salud del corazón y mejorar la circulación.

- **Seguridad:** Consultar si se toman medicamentos para el corazón.

482. Corteza de cerezo silvestre

- **Usos:** Alivio de la tos, salud respiratoria.

- **Preparación:** Preparar un té o tomarlo en forma de jarabe.

- **Beneficios:** Alivia la tos y favorece la función respiratoria.

- **Seguridad:** Utilizar sólo según las indicaciones; evitar en el embarazo.

483. Moringa

- **Indicaciones:** Apoyo nutritivo, antiinflamatorio.

- **Preparación:** Tomar como suplemento o añadir en polvo a los batidos.

- **Beneficios:** Repleto de vitaminas y minerales; favorece la salud en general.

- **Seguridad:** Generalmente seguro; consultar en caso de embarazo.

484. Cúrcuma

- **Indicaciones:** Antiinflamatorio, analgésico.

- **Preparación:** Utilizar fresco, en polvo en la cocina, o tomar como suplemento.

- **Beneficios:** Conocido por sus potentes propiedades antiinflamatorias y antioxidantes.

- **Seguridad:** Generalmente seguro; consultar si toma anticoagulantes.

485. Granada

- **Indicaciones:** Apoyo antioxidante, salud cardiovascular.

- **Preparación:** Consumir fresco o en zumo.

- **Beneficios:** Rico en antioxidantes; puede mejorar la salud del corazón.

- **Seguridad:** Generalmente seguro; consultar si se toman ciertos medicamentos.

486. Flor de saúco

- **Indicaciones:** Salud respiratoria, apoyo inmunitario.

- **Preparación:** Preparar té o utilizar en jarabes.

- **Beneficios:** Tradicionalmente utilizado para los resfriados y los síntomas de la gripe.

- **Seguridad:** Generalmente seguro; evitar cantidades excesivas.

487. Rúcula

- **Indicaciones:** Salud digestiva, apoyo nutritivo.

- **Preparación:** Utilizar fresco en ensaladas o para cocinar.

- **Beneficios:** Rico en vitaminas y favorece la digestión.

- **Seguridad:** Generalmente seguro; evitar en caso de alergia.

488. Orégano

- **Usos:** Antimicrobiano, apoyo respiratorio.

- **Preparación:** Utilizar fresco o como aceite en la cocina.

- **Beneficios:** Conocido por sus propiedades antimicrobianas y apoyo respiratorio.

- **Seguridad:** Generalmente seguro; consultar en caso de alergia.

489. Aceite de semillas negras (Nigella Sativa)

- **Indicaciones:** Apoyo inmunológico, antiinflamatorio.

- **Preparación:** Tomar como suplemento o aceite.

- **Beneficios:** Conocido por sus efectos inmunoestimulantes y antiinflamatorios.

- **Seguridad:** Generalmente seguro; consultar en caso de embarazo.

490. Hoja de frambuesa

- **Indicaciones:** Salud femenina, apoyo menstrual.

- **Preparación:** Preparar el té.

- **Beneficios:** Puede aliviar las molestias menstruales y favorecer el embarazo.

- **Seguridad:** Generalmente seguro; evitar en el primer trimestre.

491. Corteza de catuaba

- **Indicaciones:** Aumento de la libido, apoyo al sistema nervioso.

- **Preparación:** Preparar una infusión o tomar como suplemento.

- **Beneficios:** Tradicionalmente utilizado como afrodisíaco y para el apoyo del sistema nervioso.

- **Seguridad:** Generalmente seguro; consultar si se toma medicación.

492. Azafrán

- **Indicaciones:** Mejora del estado de ánimo, ayuda al sueño.

- **Preparación:** Utilizar en la cocina o como suplemento.

- **Beneficios:** Puede mejorar el estado de ánimo y favorecer la calidad del sueño.

- **Seguridad:** Consultar si está embarazada o toma antidepresivos.

493. Clavo

- **Indicaciones:** Alivio del dolor, ayuda digestiva.

- **Preparación:** Utilizar entero o molido en la cocina; aceite de clavo para el dolor dental.

- **Beneficios:** Conocido por sus propiedades analgésicas y apoyo digestivo.

- **Seguridad:** Utilizar con moderación; el aceite esencial debe diluirse.

494. Cardamomo

- **Indicaciones:** Salud digestiva, apoyo respiratorio.

- **Preparación:** Utilizar en la cocina o preparar té.

- **Beneficios:** Favorece la digestión y puede ayudar en problemas respiratorios.

- **Seguridad:** Generalmente seguro; evitar cantidades excesivas.

495. Kumquat

- **Indicaciones:** Apoyo inmunológico, salud respiratoria.

- **Preparación:** Consumir fresco o utilizar en platos.

- **Beneficios:** Alto contenido en vitamina C; favorece la salud en general.

- **Seguridad:** Generalmente seguro; evitar en caso de alergia

496. Extracto de semilla de uva

- **Indicaciones:** Apoyo antioxidante, salud cardiovascular.

- **Preparación:** Tomar como suplemento.

- **Beneficios:** Rico en proantocianidinas; puede mejorar la circulación y reducir la presión arterial.

- **Seguridad:** Generalmente seguro; consultar si se toman anticoagulantes.

497. Seta Reishi

- **Usos:** Apoyo inmunológico, alivio del estrés.

- **Preparación:** Preparar una infusión o tomar como suplemento.

- **Beneficios:** Conocido por sus propiedades adaptógenas; puede mejorar la función inmunitaria y reducir el estrés.

- **Seguridad:** Generalmente seguro; puede causar molestias digestivas en algunas personas.

498. Ashitaba

- **Usos:** Aumento de nutrientes, apoyo a la longevidad.

- **Preparación:** Tomar como suplemento o utilizar las hojas en ensaladas.

- **Beneficios:** Alto contenido en vitaminas y antioxidantes; utilizado tradicionalmente para la salud en general.

- **Seguridad:** Generalmente seguro; consultar en caso de embarazo.

499. Menta gatuna

- **Indicaciones:** Ayuda digestiva, ayuda al sueño.

- **Preparación:** Preparar té o utilizar en mezclas de hierbas.

- **Beneficios:** Puede aliviar problemas digestivos y favorecer la relajación.

- **Seguridad:** Generalmente seguro; consultar en caso de embarazo o lactancia.

500. Toronjil

- **Indicaciones:** Alivio de la ansiedad, ayuda al sueño.

- **Preparación:** Preparar té o utilizar en tinturas.

- **Beneficios:** Conocido por sus efectos calmantes; puede ayudar a reducir la ansiedad y mejorar la calidad del sueño.

- **Seguridad:** Generalmente seguro; evitar el consumo excesivo.

Estos remedios amplían su caja de herramientas para tratar diversos problemas de salud de forma natural. Consulte siempre a un profesional sanitario antes de iniciar un nuevo tratamiento, sobre todo si está embarazada, en período de lactancia o padece alguna enfermedad. Las respuestas individuales a los remedios herbales pueden variar, y la seguridad debe ser siempre la prioridad.

Apéndices y recursos

Los siguientes apéndices y recursos están diseñados para proporcionar un acceso rápido a la información esencial sobre remedios herbales, incluyendo una guía de referencia de hierbas comunes, pautas de dosificación, recursos recomendados, un glosario de términos y un índice para ayudar a navegar por el libro con eficacia.

Apéndice A: Guía de referencia rápida de hierbas comunes y sus usos

Esta guía ofrece una visión concisa de las hierbas más utilizadas, sus usos principales y sus formas de preparación.

Hierba	Utiliza	Preparación
Manzanilla	Calmante, digestivo, ayuda al sueño	Té, tintura
Equinácea	Apoyo inmunitario, prevención del resfriado	Té, tintura, cápsulas
Jengibre	Alivio de las náuseas, antiinflamatorio	Té, fresco, tintura
Menta	Ayuda digestiva, alivio del dolor de cabeza	Té, aceite esencial, hojas frescas
Cúrcuma	Antiinflamatorio, antioxidante	Polvo, cápsulas, té
Lavanda	Alivio de la ansiedad, ayuda para dormir, salud de la piel	Té, aceite esencial, bolsitas
Rosemary	Ayuda a la memoria, salud digestiva	Té, aceite esencial, hojas frescas
Caléndula	Cicatrizante cutáneo, antiinflamatorio	Ungüento, té, tintura
Cardo mariano	Apoyo hepático, desintoxicación	Cápsulas, té
Ashwagandha	Alivia el estrés, aumenta la energía	Polvo, cápsulas

Apéndice B: Pautas de dosificación para distintos preparados a base de plantas

Comprender la dosis es fundamental para la seguridad y la eficacia. A continuación se indican las pautas generales de dosificación de diversos preparados a base de plantas. Consulte siempre a un profesional sanitario antes de utilizarlos.

Tipo de preparación	Dosificación
Té de hierbas	1-2 cucharaditas de hierba seca por vaso de agua, 2-3 veces al día
Tintura	20-30 gotas (1-2 ml) 2-3 veces al día
Cápsulas	1-2 cápsulas (extracto estandarizado) 1-3 veces al día
Hierba fresca	1-2 cucharadas de hierbas picadas, según sea necesario
Aceites esenciales	1-2 gotas diluidas en un aceite portador para uso tópico
Bálsamos/Cremas	Aplicar una fina capa en la zona afectada según sea necesario

He aquí una selección de libros, sitios web y proveedores para profundizar en los remedios a base de plantas:

Libros

1. **"The Herbal Medicine-Maker's Handbook" de James Green** - Una guía completa para crear tus propios remedios herbales.

2. **"Herbal Antibiotics", de Stephen Harrod Buhner** - Se centra en el uso de hierbas para combatir infecciones.

3. **"The Complete Medicinal Herbal", de Penelope Ody** - Ofrece información sobre las propiedades y usos de una amplia gama de hierbas medicinales.

4. **"La farmacia verde", de James A. Duke** - Analiza diversas hierbas y sus usos en el tratamiento de dolencias comunes.

Páginas web

- **American Herbalists Guild (www.americanherbalistsguild.com)** - Organización profesional que ofrece recursos a los herboristas.

- **Herb Society of America (www.herbsociety.org)** - Ofrece recursos educativos y un directorio de proveedores de hierbas.

- **National Center for Complementary and Integrative Health (nccih.nih.gov)** - Proporciona información basada en pruebas sobre los suplementos herbales y su eficacia.

Proveedores

- **Mountain Rose Herbs (www.mountainroseherbs.com)** - Una fuente de confianza de hierbas orgánicas, aceites esenciales y suministros de hierbas.

- **Herbivore Botanicals (www.herbivorebotanicals.com)** - Ofrece productos herbales de alta calidad para el cuidado de la piel.

- **Starwest Botanicals (www.starwest-botanicals.com)** - Proveedor de hierbas y productos herbales a granel.

Apéndice D: Glosario de términos herbolarios

Familiarizarse con la terminología herbal mejora la comprensión y la práctica. A continuación se definen algunos términos comunes:

- **Adaptógeno**: Sustancia natural que ayuda al organismo a adaptarse al estrés y favorece el equilibrio general.

- **Decocción**: Método de extracción de compuestos a partir de materiales vegetales duros (como las raíces) hirviéndolos en agua.

- **Infusión**: Método de extracción de compuestos a partir de materiales vegetales más blandos (como hojas y flores) mediante remojo en agua caliente.

- **Tintura**: Extracto concentrado de hierbas que se obtiene macerando las hierbas en alcohol o vinagre.

- **Aceite esencial**: extractos vegetales altamente concentrados que captan el aroma y las propiedades terapéuticas de la planta.

- **Fitoquímicos**: Compuestos bioactivos que se encuentran en las plantas y que contribuyen a sus propiedades medicinales.

- **Herboristería**: Estudio y práctica de la utilización de plantas con fines medicinales.

Referencias

1. Bauer, R. (2018). *Normas de calidad en fitoterapia*. Investigación sobre fitoterapia, 32(4), 597-. 610.

2. Buhner, S. H. (2012). *Antibióticos a base de plantas: Alternativas naturales para tratar las bacterias resistentes a los medicamentos*. Storey Publishing.

3. Duke, J. A. (2009). *La farmacia verde: El compendio definitivo de fitoterapia*. St. Martin's Press.

4. Frawley, D. (2011). *El papel de la fitoterapia en la salud integral*. Revista de Medicina Alternativa y Complementaria, 17(2), 101-108.

5. Foster, S., y Duke, J. A. (1990). *A field guide to medicinal plants: Eastern and central North America*. Houghton Mifflin.

6. Green, J. (2000). *The herbal medicine-maker's handbook: A home manual*. Crossing Press.

7. Hoffmann, D. (2003). *Herboristería médica: La ciencia y la práctica de la fitoterapia*. Healing Arts Press.

8. McIntyre, E. (2015). *Curación herbal para mujeres: Una guía completa de remedios naturales para los problemas de salud de la mujer*. McGraw-Hill.

9. Ody, P. (1993). *The complete medicinal herbal: Una guía práctica de las propiedades curativas de las hierbas*. Dorling Kindersley.

10. Petersen, R. (2016). *El boticario herbal: 100 hierbas medicinales y cómo usarlas*. Rockridge Press.

11. Schoenfeld, D. (2019). *El libro de cocina del herbolario: 75 recetas para elaborar remedios herbales en casa*. Plataforma de publicación independiente CreateSpace.

12. Simpson, A. (2013). *Herbal remedies: Una guía práctica sobre el uso de hierbas para la salud y el bienestar*. HarperCollins.

13. Cohen, M. H., y Eisenberg, D. M. (2002). Potential health benefits of herbal medicine: A case study in complementary and alternative medicine. *The Journal of Alternative and Complementary Medicine, 8*(3), 301-308.

14. Dahl, J. (2014). La eficacia de la fitoterapia en el tratamiento de dolencias comunes. *Journal of Herbal Medicine, 4*(3), 120-129.

15. Izzo, A. A., & Ernst, E. (2009). Ethnopharmacological approaches for the study of herbal medicines: A review. *Phytotherapy Research, 23*(1), 21-39.

16. Khan, I. A., & Tazeen, S. (2012). Seguridad y eficacia de los remedios a base de hierbas. *Journal of Pharmacy and Pharmacognosy Research, 1*(3), 75-84.

17. Lloyd, R. (2018). La importancia de la dosificación y la seguridad en la medicina herbal. *Journal of Herbal Medicine, 8*(2), 45-52.

18. Mason, A. (2019). Cultivo y recolección de hierbas medicinales: Una guía práctica. *La academia de las hierbas medicinales*. Obtenido de https://theherbalacademy.com

19. Saur, A. (2021). Integración de la fitoterapia en la atención sanitaria moderna. *Journal of Holistic Nursing, 39*(1), 12-20.

20. Wang, L., & Zhao, Y. (2015). Composición fitoquímica de hierbas medicinales comunes. *Molecules, 20*(3), 5808-5818.

21. Gremio Americano de Herboristas. (sin fecha). Obtenido de https://www.americanherbalistsguild.com

22. Herb Society of America. (s.f.). Obtenido de https://www.herbsociety.org

23. Sistema de Salud Mount Sinai. (2020). Remedios herbales: Una guía. Obtenido de https://www.mountsinai.org

24. Centro Nacional de Salud Complementaria e Integrativa. (s.f.). Herbal medicine. Obtenido de https://nccih.nih.gov

25. Mayo Clinic. (2019). Hierbas y suplementos. Obtenido de https://www.mayoclinic.org

26. Organización Mundial de la Salud. (2013). Estrategia de la OMS sobre medicina tradicional 2014-2023. Obtenido de https://www.who.int

27. Barker, J. (2020). *Aceites esenciales para principiantes: La guía para empezar con los aceites esenciales.* Plataforma de publicación independiente CreateSpace.

28. Hansen, S. (2015). *Hierbas para la salud y la curación: Las 50 hierbas más eficaces para la curación y el bienestar.* Publicación independiente.

29. Kowalczyk, C. (2017). *La guía completa de las hierbas: Un recurso exhaustivo para crear remedios.* HarperCollins.

30. Peterson, R. (2016). *Remedios a base de hierbas: Una guía práctica sobre el uso de hierbas para la salud y el bienestar.* HarperCollins.